The Japanese Society of Pathology

ゲノム研究用・診療用 病理組織検体 取扱い規程

編集

一般社団法人 日本病理学会
The Japanese Society of Pathology

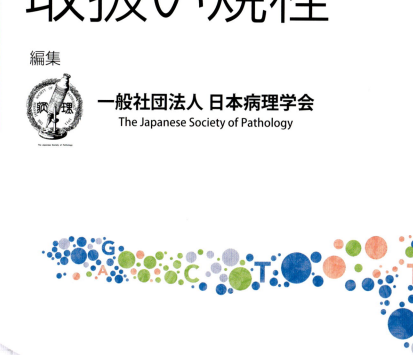

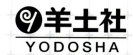

謹告
　本書に記載されている診断法・治療法に関しては，発行時点における最新の情報に基づき，正確を期すよう，著者ならびに出版社はそれぞれ最善の努力を払っております．しかし，医学，医療の進歩により，記載された内容が正確かつ完全ではなくなる場合もございます．
　したがって，実際の診断法・治療法で，熟知していない，あるいは汎用されていない新薬をはじめとする医薬品の使用，検査の実施および判読にあたっては，まず医薬品添付文書や機器および試薬の説明書で確認され，また診療技術に関しては十分考慮されたうえで，常に細心の注意を払われるようお願いいたします．
　本書記載の診断法・治療法・医薬品・検査法・疾患への適応などが，その後の医学研究ならびに医療の進歩により本書発行後に変更された場合，その診断法・治療法・医薬品・検査法・疾患への適応などによる不測の事故に対して，著者ならびに出版社はその責を負いかねますのでご了承ください．

合本版発刊にあたっての序

　一般社団法人日本病理学会は、2016年3月1日に『ゲノム研究用病理組織検体取扱い規程（以下、研究用規程）』初版を発刊した。研究用規程は、従来病理組織検体を扱うことのなかった病理診断医／病理学研究者以外の疾患研究者が、ゲノム等オミックス解析研究に従事する機会が急増した現状を受け、全国の大学・医療機関・バイオバンク等でゲノム研究に適した高い品質の病理組織検体を充分数収集できるようにするため、日本医療研究開発機構（Japan Agency for Medical Research and Development［AMED］）オーダーメイド医療の実現プログラム「ゲノム研究用試料に関する病理組織検体取扱規程の策定及び病理組織取扱いに関する実証研究」の支援を受けて策定したものである。研究用規程の特に第2部・第3部は、病理組織検体を実際に種々の方法で採取・保管・標本作製し、実証的に解析した実データに基づいて編集した。このような実証解析データに基づく標準手順の制定は、国際標準化機構（International Organization for Standardization［ISO］）でも達成できていない、我々の規程の強みであると考えている。研究用規程の英文版は、Pathol Int, 68: 63-90, 2018（doi: 10.1111/pin.12631.）として刊行した。策定後2年の間に、研究用規程初版の冊子体を全国の大学・医療機関・バイオバンク等に無償配布し、全文をwebページ（http://pathology.or.jp/genome/）より公開し、eラーニング（http://pathology.or.jp/genome/e-Learning/）を設け、全国で開催する「ゲノム病理標準化講習会」において解説を続けるうち、多くの病理医・臨床医・臨床検査技師・バイオバンク実務者・ゲノム研究者の方々にご参照いただけるようになった。ゲノム等オミックス解析研究で充分な成果を上げるためには、病理組織検体の品質に細心の注意を払わなくてはならないとの事実を広く認識していただけたと考えている。

　他方で、研究用規程発刊当時は予測し得なかったほど急速に、ゲノム研究の成果ががんゲノム医療等として社会実装されるに至った。厚生労働省による「がんゲノム医療中核拠点病院および連携病院」の指定と相前後して、一般社団法人日本病理学会は、『ゲノム診療用病理組織検体取扱い規程（以下、診療用規程）』の初版暫定版を2017年9月に、確定版を2018年3月に発刊し、webページ（http://pathology.or.jp/genome_med/）より全文公開した。診療用規程は、AMED「産学連携全国がんゲノムスクリーニング事業SCRUM-Japanで組織した遺伝子スクリーニング基盤を利用した、多施設多職種専門家から構成されたExpert Panelによる全国共通遺伝子解析・診断システムの構築および研修プログラムの開発」の支援を受けて策定された。研究と診療で病理組織検体の取扱いに本質的な差異があるわけではなく、実証解析に基づく研究用規程の内容に、クリニカルシークエンスの実施例を追加して、診療用規程を編集した。

　ゲノム医療の普及に伴い診療用規程が盛んに参照されるようになっているが、基盤となった実証解析の詳細な実データを含む研究用規程から独立して、診療用規程が単独で読まれることは好ましくない。研究と診療は表裏一体であり、診療用規程に基づいて作製された病理組織標本を用いてクリニカルシークエンスが行われ、同一症例の残組織が研究用規程に基づいてバン

キングされてゲノム研究に供され、その成果がゲノム医療に還元されるべきである。他方で、疾患研究の質を高めようとするゲノム研究者から、新たに研究用規程の冊子体を手許に置いて随時参照しながら実験したいとの要請も根強い。公的研究費による無償配布を、研究期間終了後まで継続できないことから、今般日本病理学会では、研究用規程と診療用規程を合本し、羊土社の御高配を得て出版する運びとなった。この合本版を、病理組織検体を用いたゲノム研究とゲノム診療にぜひご活用いただくようお願いする。

2019年2月1日

一般社団法人 日本病理学会

理事長　北川 昌伸
副理事長・ゲノム病理診断検討委員会委員長　小田 義直
ゲノム病理組織取扱い規約委員会委員長　金井 弥栄
ゲノム診療用病理組織検体取扱い規程ワーキンググループ　畑中 豊

ゲノム研究用・診療用病理組織検体取扱い規程

目　次

合本版発刊にあたっての序 ……………………………………………………………………… 3

ゲノム研究用病理組織検体取扱い規程　　9

ゲノム研究用病理組織検体取扱い規程策定にあたって ……………………………………… 10
規程策定に寄与した研究者等 …………………………………………………………………… 12
実証解析研究に従事した研究者等 ……………………………………………………………… 13

◆ 第1部　研究用病理組織検体の適切な採取部位 …………………… 14

　　　　はじめに …………………………………………………………………………………… 14
　　　　内容について ……………………………………………………………………………… 15
総論　① 採取の原則 ………………………………………………………………………………… 16
　　　② 採取のために知っておくべきこと ……………………………………………………… 16
　　　③ 採取のルールを各施設で決定しておく ………………………………………………… 17
　　　④ 採取部位の選択 ─ 腫瘍の同定 ……………………………………………………… 17
　　　⑤ 採取部位の選択 ─ 割の入れ方について …………………………………………… 17
　　　⑥ 採取部位の決定 ………………………………………………………………………… 18
　　　⑦ 組織採取後の取扱い …………………………………………………………………… 20
　　　⑧ サンプリングの量について …………………………………………………………… 20
各論　胃癌・大腸癌 ………………………………………………………………………………… 21
　　　肺癌 ………………………………………………………………………………………… 25
　　　乳癌 ………………………………………………………………………………………… 27
　　　肝臓癌 ……………………………………………………………………………………… 30
　　　膵癌 ………………………………………………………………………………………… 33
　　　子宮体癌 …………………………………………………………………………………… 40
　　　卵巣腫瘍 …………………………………………………………………………………… 43
　　　軟部腫瘍 …………………………………………………………………………………… 45

◆ 第2部　凍結組織検体の適切な採取・保管・移送方法 ………… 46

採取対象 …………………………………………………………………………………………… 47
採取者 ……………………………………………………………………………………………… 48
採取時間 …………………………………………………………………………………………… 49
採取量 ……………………………………………………………………………………………… 50

組織の処理	51
急速凍結	53
長期保管	54
凍結組織切片作製	57
研究使用	58
移送	59
バイオセーフティー	60
試料の廃棄	61

【第2部の根拠となる実証解析データ】

［実証データ①］	急速凍結までの時間・保管温度のゲノムDNAの品質に対する影響	62
［実証データ②］	急速凍結までの時間・保管温度のRNAの品質に対する影響	65
［実証データ③］	抽出手技のRNAの品質に対する影響	67
［実証データ④］	核酸庇護剤のゲノムDNAの品質に対する影響	68
［実証データ⑤］	核酸庇護剤のRNAの品質に対する影響	70
［実証データ⑥］	凍結方法のゲノムDNAの品質に対する影響	71
［実証データ⑦］	凍結方法のRNAの品質に対する影響	72
［実証データ⑧］	長期保管温度のゲノムDNAの品質に対する影響	73
［実証データ⑨］	長期保管温度のRNAの品質に対する影響	75
［実証データ⑩］	超低温槽（−80℃）における保管のタンパク質の品質に対する影響	76
［実証データ⑪］	OCT包埋標本より抽出したRNAの品質	77
［実証データ⑫］	at a glanceの病変細胞（癌細胞）含有率評価の意義	78
［実証データ⑬］	検体輸送方法のゲノムDNAの品質に対する影響	79
［実証データ⑭］	検体輸送方法のRNAの品質に対する影響	81
［参考データ①］	本規程にEならびにAで示した手技を用いて採取・保管した組織検体におけるゲノム解析例	82
［参考データ②］	本規程にEならびにAで示した手技を用いて採取・保管した組織検体におけるエピゲノム解析例	83
［参考データ③］	本規程にEならびにAで示した手技を用いて採取・保管した組織検体におけるトランスクリプトーム解析例	85
［参考データ④］	本規程にEならびにAで示した手技を用いて採取・保管した組織検体におけるプロテオーム解析例	86
［参考データ⑤］	本規程にEならびにAで示した手技を用いて採取・保管した組織検体における多層オミックス解析例	88

◆ 第3部　ホルマリン固定パラフィン包埋標本の適切な作製・保管方法 … 90

| 摘出から固定まで | 91 |

固定液の濃度と種類……………………………………………………………………………… 92
　固定時間 …………………………………………………………………………………………… 93
　未染標本の取扱い ………………………………………………………………………………… 94
　脱灰 ………………………………………………………………………………………………… 95

【第3部の根拠となる実証解析データ】

　［実証データ①］　固定までの時間・固定時間・ホルマリンの種類と濃度の
　　　　　　　　　　DNAの品質に対する影響 ………………………………………………… 96
　［実証データ②］　固定時間・ホルマリンの種類と濃度のDNAの品質に対する影響 ……… 97
　［実証データ③］　固定時間・ホルマリンの種類と濃度のRNAの品質に対する影響 ……… 98
　［実証データ④］　ホルマリンを含まない固定液の組織像への影響 ………………………… 99
　［実証データ⑤］　ホルマリンを含まない固定液のゲノムDNAの品質への影響 …………… 101
　［実証データ⑥］　ホルマリンを含まない固定液の免疫組織化学への影響 ………………… 102
　［実証データ⑦］　ホルマリンを含まない固定液のRNAの品質への影響 …………………… 103
　［実証データ⑧］　過固定のゲノムDNAの品質への影響 ……………………………………… 104
　［実証データ⑨］　過固定の免疫組織化学への影響 …………………………………………… 106
　［実証データ⑩］　未染標本の保存状態のゲノムDNAの品質等に対する影響 ……………… 107
　［実証データ⑪］　未染標本の保存状態の免疫組織化学への影響 …………………………… 109
　［実証データ⑫］　脱灰方法のゲノムDNAの品質に対する影響 ……………………………… 111
　［参考データ①］　実際のホルマリン固定パラフィン包埋標本（生検検体・手術検体）から
　　　　　　　　　　抽出できるゲノムDNAの量と質 ………………………………………… 112
　［参考データ②］　ホルマリン固定パラフィン包埋標本から得たマイクロダイセクション検体から
　　　　　　　　　　実際に抽出されたゲノムDNAの量と質 ………………………………… 115
　［参考データ③］　本規程にEならびにAで示した手技を用いて作製したホルマリン固定
　　　　　　　　　　パラフィン包埋（FFPE）標本から抽出した微量のゲノムDNAを用いた
　　　　　　　　　　ゲノム解析（クリニカルシークエンシング）例 ………………………… 117
　［参考データ④］　本規程にEならびにAで示した手技を用いて作製したホルマリン固定
　　　　　　　　　　パラフィン包埋（FFPE）標本から抽出した微量のゲノムDNAを用いた
　　　　　　　　　　エピゲノム解析例 ………………………………………………………… 119

ゲノム診療用病理組織検体取扱い規程 ……………………………………………………… 121

ゲノム診療用病理組織検体取扱い規程策定にあたって ………………………………………… 122
初版作成担当 ………………………………………………………………………………………… 124
協力・連携研究班等 ………………………………………………………………………………… 124
実証解析担当機関および協力機関等 ……………………………………………………………… 125
実証解析実施協力企業 ……………………………………………………………………………… 125
調査協力企業 ………………………………………………………………………………………… 125

◆ 第1部　診療における病理組織・細胞検体の現状 126

◆ 第2部　ホルマリン固定パラフィン包埋組織・細胞検体の適切な取扱い 129

プレアナリシス段階 130
　a）固定前プロセス 130
　b）固定プロセス 131
　c）固定後プロセス 133
アナリシス段階 134
　a）FFPEブロックの選択と薄切およびHE染色標本へのマーキング 134
　b）FFPE検体からの核酸抽出 136

【検体取扱いに関する実証データ】

[実証データ①]　日常診療下で作製されたFFPEブロックの遺伝子パネル検査適用性と核酸品質の施設間差 138
[実証データ②]　日常診療下で作製されたFFPEブロックから得られたDNAの品質 140
[実証データ③]　日常診療下で作製されたFFPEブロックから得られたDNAの収量 141
[実証データ④]　ホルマリン固定時間延長が検体品質およびNGS用ライブラリー調製に与える影響 142
[実証データ⑤]　ホルマリン固定時間延長による塩基置換アーティファクト生成への影響 144
[実証データ⑥]　ホルマリン固定時間延長による総リード数への影響 146
[実証データ⑦]　ホルマリン固定時間がマイクロアレイ測定へ与える影響 148
[実証データ⑧]　FFPEブロック保管期間がDNA品質に与える影響 149
[実証データ⑨]　FFPEブロック保管期間がDNA品質に与える影響 150
[実証データ⑩]　FFPEブロック保管期間がRNA品質（総リード数）に与える影響 151
[実証データ⑪]　FFPEブロック保管期間がDNAおよびRNA品質（総リード数）に与える影響 152
[実証データ⑫]　FFPEブロックの保管期間延長による塩基置換アーティファクトの生成とUNG処理によるアーティファクトの除去効果 154

文献 156

補遺1　病理部門におけるFFPE検体の作製と分子診断・ゲノム診断での使用の流れ 158
補遺2　ゲノム診断利用のためのHE染色標本のマーキング例 159

ゲノム研究用
病理組織検体取扱い規程

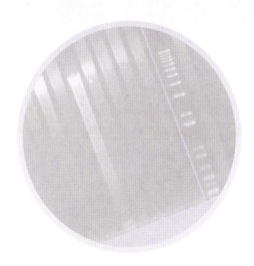

一般社団法人 日本病理学会

ゲノム研究用病理組織検体取扱い規程策定にあたって

　ゲノム等オミックス解析技術が長足の進歩を遂げつつある今日にあっては、臨床試料の解析に基づくデータ駆動型研究が、疾患発生・進展・治療応答性等の分子基盤を明らかにして、バイオマーカー開発や創薬標的同定に帰結すると期待されている。特に、癌等の疾患の現場から採取された病理組織検体の解析は、ゲノム医療実現のために不可欠である。検体に付随する詳細で正確な臨床病理情報とならんで、病理組織検体の質は、このようなデータ駆動型研究の成否の鍵を握っている。適切に採取・保管された病理組織検体は、信頼に足る高い品質の解析を可能にして、予防・診療に資する知見を生み出す。このような病理組織検体を、多くの医学研究者に提供できるようにするため、諸施設でバイオバンクを整備・運営しようとする動きも盛んである。他方では、適切に採取・保管されなかったために質のばらつきの多い検体で解析を行い、解釈不能なアーティファクトに難渋する研究者や、質の高い検体を揃えようとの意欲を持ちながら、適切な方法がわからず難渋するバイオバンク実務者も少なくない。そこで、一般社団法人日本病理学会は、ゲノム等オミックス研究に適した質の高い病理組織検体を全国のバイオバンク等で充分数収集できるようにするため、『ゲノム研究用病理組織検体取扱い規程』（以下、本規程）を定める。

　本規程は、第1部「研究用病理組織検体の適切な採取部位」、第2部「凍結組織検体の適切な採取・保管・移送方法」、第3部「ホルマリン固定パラフィン包埋標本の適切な作製・保管方法」よりなり、特に第2部・第3部は実際に種々の条件で病理組織検体を採取・保管した豊富な実証解析データに基づいて編集した。このような実証解析は、国立研究開発法人日本医療研究開発機構委託事業「オーダーメイド医療の実現プログラム」の一環として行った。日本病理学会ゲノム病理組織取扱い規約委員会（委員長 金井弥栄）に所属し、各施設においてバイオバンクの構築・運営に従事しかつ分子病理学研究を行う日本病理学会員が主体となって、第2部・第3部のための実証解析を進めた。

日本病理学会ゲノム病理診断検討委員会（委員長 小田義直）の委員は、第1部の編集にあたった。さらに、本規程を広く我が国のゲノム研究に資するものとするため、バイオバンクジャパン（BBJ）・ナショナルセンターバイオバンクネットワーク（NCBN）・国立病院機構（NHO）・日本臨床腫瘍研究グループ（JCOG）・日本小児がん研究グループ（JCCG）・日本癌学会（JCA）を代表する委員よりなる「ゲノム研究用試料に関する病理組織検体取扱いガイドライン審議会（委員長 中釜斉）」による審議・承認を経ている。

　本規程は、病理組織検体の収集・保管の方法を具体的に記述した実用の書であり、実証データを参照することで各施設の実情にあった取扱い方法を選択していただけると考えている。本規程は、冊子・webページ（http://pathology.or.jp/genome/index.html）等で公開するとともに、近く本規程内容の理解を助けるe-ラーニングシステムを開講する予定である。さらに、ゲノム病理標準化センター（http://genome-project.jp）では、本規程に準拠した実習を含む講習会を定期的に開催している。これらの機会を通して、我が国の病理医・臨床医（特に研修医等）・臨床検査技師・バイオバンク実務者の方々に、病理組織検体の取扱い方に精通していただければ幸いである。また研究者の方々には、病理組織検体の収集にかかる労力を理解し、各検体の特性を熟知して、解析に臨んでいただくよう期待する。本規程を、データ駆動型研究の推進とゲノム医療の実現のためにご活用いただくようお願いしたい。

　平成28年3月1日

　　　　　　　　　　　　　　　　　　　　一般社団法人日本病理学会
　　　　　　　　　　　　　　　　　　　　　　　　　　　理事長　深山 正久
　　　　　　　　　　　　　　　　　ゲノム病理診断検討委員会委員長　小田 義直
　　　　　　　　　　　　　　　ゲノム病理組織取扱い規約委員会委員長　金井 弥栄

規程策定に寄与した研究者等

■日本病理学会ゲノム病理組織取扱い規約委員会

金井 弥栄（委員長）	石川 俊平
西原 広史	加藤 洋人
宮城 洋平	竹内 朋代
田口 健一	佐々木 毅
鶴山 竜昭	小田 義直

■ゲノム研究用試料に関する病理組織検体取扱いガイドライン審議会

中釜 斉（委員長・NCBN）	松村 保広（JCOG）
中川 英刀（オブザーバー・BBJ）	志田 大（JCOG）
松原 大祐（BBJ）	中村 健一（JCOG）
新飯田 俊平（NCBN）	大喜多 肇（JCCG）
後藤 雄一（NCBN）	檜山 英三（JCCG）
山城 勝重（NHO）	小森 隆司（JCCG）
寺本 典弘（NHO）	三木 義男（JCA）
北川 智余恵（NHO）	落合 淳志（JCA）

実証解析研究に従事した研究者等

■国立がん研究センター研究所
　金井 弥栄
　後藤 政広
　吉田 輝彦
　尾野 雅哉

■日本病理学会
　澁谷 亜矢子

■慶應義塾大学医学部
　金井 弥栄
　新井 恵吏
　尾島 英知
　藏本 純子
　尾原 健太郎

■国立がん研究センター中央病院
　平岡 伸介
　谷口 浩和
　前島 亜希子
　助田 葵

■九州大学大学院医学研究院
　小田 義直
　山元 英崇
　大石 善丈
　三浦 史仁

■北海道大学大学院医学研究科
　西原 広史
　毛利 普美
　森谷 純
　竹浪 智子
　漆戸 万紗那
　大森 優子

■北海道大学病院臨床研究開発センター
　加瀬谷 美幸
　森 こず恵
　藤井 恭子

■北斗病院　病理診断科
　赤羽 俊章

■神奈川県立がんセンター臨床研究所
　宮城 洋平
　笠島 理加

■九州がんセンター臨床研究センター
　田口 健一

■京都大学大学院医学研究科附属総合解剖センター
　鶴山 竜昭
　阿比留 仁
　幸田 晴康

■東京医科歯科大学難治疾患研究所
　加藤 洋人
　石川 俊平

■東京医科歯科大学疾患バイオリソースセンター
　森田 圭一
　稲澤 譲治

■筑波大学医学医療系
　竹内 朋代
　野口 雅之
　坂下 信悟

■筑波大学附属病院
　中川 智貴

■佐賀大学医学部
　相島 慎一

■東京医科大学
　山口 浩

(順不同。所属は初版策定当時)

第1部

研究用病理組織検体の適切な採取部位

◆ はじめに

　病理医は手術検体に対して、癌の悪性度や病変の拡がり、術前治療の効果判定などを診断する。そのために手術検体をホルマリン固定した後に、肉眼診断に基づいて、病変部を中心とした必要部分を切り出す。この必要部分は癌取扱い規約等のルールに基づいて決定されている。

　一方、ゲノム研究用の組織検体は生体内での状態に限りなく近い状態での凍結保存が理想である。そのためには、手術検体がホルマリンで固定される前の新鮮な状態で病変部を正しく見分け、病変のviableな細胞集団を可能な限り迅速に採取することが肝要である。

　しかし、研究用の病理組織検体採取のために病理診断に必要な部分を誤って採取してしまうなど、病理診断を阻害することがあってはならない（**図1**）。

図1 ⇒ p.21

　したがって、研究用の組織試料はあくまで手術検体の病理診断に必要な部分を除いた部分、いわゆる残余材料から採取されるべきものである。

　第1部は新鮮手術検体の残余材料から、viableな病変組織をホルマリン固定前に標準的な方法で採取できるよう、推奨する組織検体採取部位・方法をまとめて提示することを目的とする。

凡 例

（E）：（A）よりもさらに高い品質等が期待できる場合があるが、作業量が過大である等のため、必須とは言いがたい事項

（A）：推奨される事項

（B）：（A）が実施不可能である場合に次に推奨される事項

（N）：回避すべき事項

◆ 内容について

- ベストプラクティスの形で記載するが、必ずしも実施しなければならないという訳ではない（凡例参照）。
- 腫瘍は多様であるため完全に定式化することは困難であるが、共通する内容も多いため、総論と臓器別の各論で構成する。総論では採取部位のみならず、より良い採取を行うために必要な事項について述べる。各論では臓器特異的内容について示す。主要五大癌（肺癌・胃癌・大腸癌・乳癌・子宮癌）に関する記述が中心となるが、脳腫瘍や小児がんといった希少がんもこの規約に準拠して採取を行うことが望ましい。
- 切り出しの解説書ではない。ゆえに各臓器に対する切り出し方法についての詳細は該当する癌取扱い規約等を参考にすること。

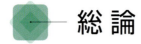

❶ 採取の原則

- 本規程で対象とする研究用組織検体は、ホルマリン固定前の新鮮組織検体である。採取した検体から抽出され解析の対象となるのはDNA・RNA・タンパク質であり、いかなる解析にも使用できる質の高い検体を採取するためには、新鮮検体のなかから適正な部位を選択し、適正な手順で採取することが求められる（A）。
- 原則として、研究用組織検体採取の際にも、その基盤としての正確な良悪性の判定や組織型診断、あるいは病期の決定が重要であることは言うまでもなく、研究用組織検体採取のために病理診断に影響が出るような事態は厳に慎むべきである（N）。
- 多くの病理診断ではホルマリン固定後に手術標本の切り出しを行い、適正に作製されたHE標本の検鏡により腫瘍の範囲等を決定する。この切り出しは主に癌取扱い規約等に準拠した形で行われるが、病理診断を阻害しない適正な研究用組織検体採取を行うために各癌種における取扱い規約等を理解しておく必要がある（A）。

❷ 採取のために知っておくべきこと

- **採取目的**：どのような目的で検体が病理部門に提出されるのかを理解しておく（A）。本規程の対象となる検体は原則治療を目的とした手術検体で通常その残余材料から検体採取を行う（A）。しかし、化学療法等の施行前や癌診療で遺伝子解析のために行われるRe-biopsyの際の検体は量的に少ないことが多いものの、研究においても重要な検体であるため、事前に病理診断や遺伝子解析に必要な組織量を把握しておき、提出された組織検体に残余材料が発生する可能性があれば、研究用組織検体として採取することも考えておく必要がある（E）。そのため、解析手法とその検体必要量について理解しておくことも望ましい（E）。
- **病変の情報収集**：術前画像診断や検体検査結果等の臨床データ、術前カンファレンス等への参加により病変の場所や大きさ、拡がりなどを確認しておく（E）。感染症の有無についても確認する（A）。
- **検体提出時期と提出される検体の状態**：臨床医（外科医等）の標本整理前でかつホルマリン固定前に採取を行うために、この時間内のどの段階で標本にどういう形で関わることになるかを理解しておく（A）。提出時期としては術中迅速、摘出直後、または手術終了後があげられる。検体の状態としては部分切除標本、全摘標本、臓器合併切除標本などである（A）。これら情報を把握することにより、採取の事前準備に役立てる（A）。

凡例　（E）：（A）よりもさらに高い品質等が期待できる場合があるが、作業量が過大である等のため、必須とは言いがたい事項　　（A）：推奨される事項
　　　（B）：（A）が実施不可能である場合に次に推奨される事項　　（N）：回避すべき事項

❸ 採取のルールを各施設で決定しておく

- **採取担当者**：病理医、臨床医、臨床検査技師、バイオバンク実務担当者等（**第2部 採取者❹・❺**参照）。
- **採取対象**：網羅的に行う（**E**）か特定臓器・疾患、希少癌のみ行う（**A**）か。境界病変、良性病変も対象とする（**E**）か。治療後であっても明らかに腫瘍が残存する場合には採取する（**図4**）（**E**）、など。
- **採取場所**：手術室（**A**）、手術標本整理室（**A**）、病理切り出し室（**A**）など。コンタミネーションや感染が起こりにくいよう、空調や作業スペース・動線に配慮された場所が望ましい。
- **採取準備**：研究用検体採取の予定日時が決まったら、スタッフへの周知を行う（**A**）。常時対応できる体制を整えておくことも望ましい（**E**）。採取に必要な物品、例えば保存容器や切り出し用メス（複数必要）、液体窒素等を準備する（**A**）。
- **標本受け取り時の注意**：標本受け取りの際に臨床上の問題点や目的を明確にしておく（**A**）。標本の左右、表裏等のオリエンテーション、切除断端や合併切除臓器等を確認する（**A**）。割を入れる方向なども可能であれば確認する（**A**）。できるだけ速やかな作業を心がける（**A**）。

❹ 採取部位の選択―腫瘍の同定

以下の手順で行う。

1. 提出された手術検体に対して頭側、尾側あるいは口側、肛門側などのオリエンテーションをつける（**図8、図11**）。事前に決められたマーキング等を利用してもよい。
2. 事前に収集した画像の情報等と照らし合わせながら腫瘍の存在場所を確認する。必要に応じて腫瘍に割を入れる。
3. 腫瘍の範囲を正常と異なる形状、色調、硬度から決定する。そのためには腫瘍が存在する臓器の正常な肉眼像を知っておく必要がある。形状には隆起、陥凹、潰瘍、結節、腫瘤などがある。色調は多くは灰白色だが、黒色、赤色、黄色などがある。色調の差はホルマリン固定後には認識しやすいが、固定前には困難なことがあるため、常日頃から固定前と固定後の色調の変化について知っておくことも大事である。胃や大腸などの管腔臓器は形状が、肺や肝臓などの実質臓器は色調や硬度が重要になる。

❺ 採取部位の選択―割の入れ方について

- 割を入れる方向の決定は、病理診断のための切り出しがどのようになされるかをシミュレーションしながら行う必要がある。この切り出す方向を決定するのに重要な因子は、最大腫瘍径と腫瘍の拡がりである。
- 最大腫瘍径は原則組織の収縮などのアーティファクトのかからないホルマリン固定前に測定することになっているが、早期病変などの同定困難な腫瘍もあるので、施設内

で計測のルールを決めておく。
- 腫瘍の拡がりは、各臓器において決められた解剖学的部位への腫瘍浸潤の有無によって評価される。そのため、決められた解剖学的部位や他臓器への浸潤が疑われる場合には、その部分には割を入れないように注意し（N）、この評価が困難になることがないように割を入れる方向を決定しなければならない。
- 特に、実質臓器における検体採取のための割の入れ方は重要である。画像と肉眼像・組織像とを比較しやすいように、割を入れることが望ましい（A）が、部分切除や断端近傍に腫瘍が存在し断端評価が不可欠な場合などは、画像の比較にこだわらずに病理学的評価が可能な割面を出すことを優先する（E）。臨床情報を最も知る臨床医が割を入れるのも選択肢の一つである（A）。
- 実質臓器に割を入れる場合、最大腫瘍径を測定できるようにしなくてはならない（図16）（A）。その際、肉眼的に腫瘍の範囲がわかりにくい症例があること、新鮮標本に入れた割面はホルマリン固定後に凹凸ができるためトリミングが必要になることなどから、固定後に顕微鏡的観察を行った上で最大腫瘍径を決定するために、最大割面から若干ずらして割を入れることもある（図8、図10、図11）。

  図16 ➡ p.30
  図8 ➡ p.25
  図10 ➡ p.26
  図11 ➡ p.27

- 実質臓器の腫瘍から研究用検体を採取する場合は、病理診断のための割の対面から採取する（A）。最大腫瘍径を評価するための割面から研究用組織検体の採取を行ってはならない（N）。臓器内での腫瘍内圧が高い腫瘍は割面から膨隆する。膨隆部は切り出しの際にトリミングするため、採取を行っても病理診断に影響は出ない（図17、図35）（A）。しかし、内部に間質成分が多い腫瘍の場合、割面から膨隆しないので検体採取の際に腫瘍径に影響を与える腫瘍のスライスが必要になることがある（図20、図21～26）。この場合、スライス厚の記録が必要である（A）。

  図17 ➡ p.31
  図35 ➡ p.41
  図20 ➡ p.32
  図21～26 ➡ pp.33～36

- 直交する方向で割を入れる場合は新たな面出しのためのトリミングは不要で、一定の厚さでの正確な切り出しが可能となるが、割面の写真に採取時の切れ込みが入ってしまうなどの問題がある。
- 膵癌や乳癌などのように肉眼的な同定が困難な場合も少なくない。このような場合、固定後の変形を憚ってできるだけ小さな切れ込みから採取を行おうとすると、かえって標本に不規則な凸凹ができてしまったり、腫瘍部が採取されないといった弊害が生じる。腫瘍の肉眼観察や良好な操作の確保のために充分な割を入れ、採取後の固定時に縫合やピンで固定したりすることによって割面を平滑に保つ様々な工夫を施す方が、診断・研究のどちらにとっても望ましいことがある。ただし、腫瘍が小さく不明瞭な場合や、血管構築あるいは他臓器との関係などの複雑な解剖学的領域に腫瘍がおよぶ場合などは、固定前の切開が難しいので無理をしないことも必要である。

❻ 採取部位の決定

- 癌部と非癌部（適切な対照部位）の双方から検体を採取する（A）。この場合、採取器具は別にする（A）。やむを得ない場合には非癌部から先に採取した後に癌部の採取を行う（B）。これは、癌部検体が非癌部検体へ混入するのを防ぐためである。

凡例　(E)：(A)よりもさらに高い品質等が期待できる場合があるが、作業量が過大である等のため、必須とは言いがたい事項　(A)：推奨される事項
(B)：(A)が実施不可能である場合に次に推奨される事項　(N)：回避すべき事項

- 写真撮影による採取部位の記録をするのが望ましい（**E**）。写真は採取前後と固定後のトリミング前の撮影が望ましい（**E**）。
- 採取部位には出血（赤色ないし黒色）・壊死巣（黄色無構造）（**図17**、**図18**）を避け、viableな腫瘍組織（瑞々しい、割面から膨隆する）を選択しなければならない（**図18**）。viableな腫瘍組織を選択する際にはさらに腫瘍の特性を最も表す部分はどこかを考えながら行わなければならない（**E**）。均一であれば浸潤部・非浸潤部、腫瘍先進部（境界部）・腫瘍内部などであり、不均一性が認められる場合は量的に多い部分か割面から著明に膨隆するなど悪性度が高いと考えられる組織から採取する（**A**）。できれば、癌部の複数箇所から組織を採取することが望ましい（**図17**）（**E**）。肉眼的な色調や形状が異なる腫瘍成分があれば、分化度や組織構築の違いなどが示唆されるため、各々について採取する（**E**）。先進部は正常細胞のコンタミネーション、腫瘍内部については出血・壊死、変性部分を採取する可能性があるため注意が必要である（**図20**）（**N**）。

……… 図17、図18 ➡ p.31

……… 図20 ➡ p.32

- 変性が加わっているところは細胞の状態が悪い、あるいは、細胞数が少ない可能性があるため、避けなければならない（**N**）。胃癌、大腸癌などの管腔臓器に発生する腫瘍は、中心部で潰瘍を形成することが多いため、腫瘍辺縁を採取する（**図2**、**図5**、**図7**）（**A**）。逆に隆起性病変など表面でびらんをつくっている場合もあるため、注意を要する（**N**）。

……… 図2 ➡ p.22
　　　　図5 ➡ p.23
　　　　図7 ➡ p.24

● **性状による注意事項**

　潰瘍：中心部の壊死を採取しない（**N**）。
　出血：腫瘍内に、赤色ないし黒色調に見える（**図18**）。

……… 図18 ➡ p.31

　壊死：腫瘍内・潰瘍中心部などに、黄色調に見える（**図17**、**図18**）。

……… 図17 ➡ p.31

　線維化：白色調、境界不明瞭で硬い（**図18**）。採取は避けた方がよいが、他に採取可能な領域がなければ採取しておく。
　粘液：粘液が多い場合　変性が少ないところ、粘液が少なく腫瘍細胞のみで構成されている部分を選ぶ（**図14**）。

……… 図14 ➡ p.29

　粘液腫様間質：基本的に細胞成分は多くない。
　囊胞：囊胞壁内の隆起性病変や壁が厚くなっているところを採取する（**図30～32**）。ただし、前者の場合、診断の必要量は必ず残す。

……… 図30～32
　　　　➡ pp.38～39

腫瘍細胞のみからの情報を得たい場合は、腫瘍間質が乏しく組織が軟らかい部分が好ましい。
転移や治療後の病変では高率に壊死や変性が加わっていることが多いため、できるだけ壊死部を避ける。

● **形状による注意事項**

　Polypoid：基部を確認し、損傷しないように割を入れる（**図33**、**図34**）。食道癌の癌肉腫など。ただし、表面にびらんが多いときなどは壊死部分が多い可能性があるので注意が必要。

……… 図33 ➡ p.40
　　　　図34 ➡ p.41

　Scirrhous：線維性に硬い部分には腫瘍細胞数が少ないことが多い。可能な限り腫瘍細胞成分が多いところを選ぶ。スキルス胃癌では壁が特に厚い箇所を選ぶ。

- **採取禁忌（N）**

  腫瘍の種類に関係なく、腫瘍の体積が小さい場合は必要最小限の標本採取に努める。切除断端（剥離断面や血管、胆管の断端）付近に腫瘍成分を認める場合は、病理学的な評価が大事であるので標本採取は控える（図14、図19、図21～26）。

  術前に良悪性の判定が困難であった腫瘍や、腫瘍か過形成結節などの非腫瘍性病変であるのか判断がつかない場合には、組織診断を優先させるために充分量の病変が残せることを確認した上で、診断を妨げないように採取する。

  病変が小さい場合（例外：新鮮検体の採取自体を目的としている場合）や腫瘍本体やその進展範囲の同定が難しい場合（図15）は採取禁忌である。

- **肉眼診断困難例**

  境界不明の癌の辺縁、早期肝細胞癌などでは、新鮮標本での腫瘍の同定が困難であるため、採取しない判断をすることも大事である（図3、図4、図6、図17、図27～29）。

  管内進展・上皮内進展の先進部や良悪性の判定困難な病変、腫瘍・非腫瘍の判定困難な病変は採取前の術中迅速、捺印細胞診が有効である。

- **非癌部からの採取**

  非癌部は、癌の発生母地と考えられる部位を採取する（図2）。

  非癌部にも病変がありうることを認識しておく。微小な腫瘍性病変や炎症など。後者には肝炎、膵炎、間質性肺炎などが挙げられる。

  腫瘍近傍や腫瘍の末梢領域には腫瘍随伴性の炎症細胞浸潤や線維化を認めやすく、切離面の近くでは焼灼の影響による熱変性があるので可能な限り避ける。

図14 ➡ p.29
図19 ➡ p.32
図21～26 ➡ pp.33～36

図15 ➡ p.29

図3 ➡ p.22
図4 ➡ p.23
図6 ➡ p.24
図17 ➡ p.31
図27～29 ➡ pp.36～37

図2 ➡ p.22

❼ 組織採取後の取扱い

- オリエンテーションをつけるための糸等のマーキングは外してしまわないように注意する（A）。ただし、研究用組織採取後継続して標本整理を行う場合は、この限りではない。

- 実質臓器で割を入れた後は可能な限り縫合する方が望ましい（図8、図10）。乳腺、肺、骨軟部、膵臓などがその代表例である。縫合などを行わない場合、ホルマリン固定によって新鮮検体が変形したまま固定され、切り出しの際に腫瘍割面を出すためのトリミングが充分にできないなど病理診断が阻害される可能性がある（図35、図36）。

図8 ➡ p.25
図10 ➡ p.26

図35 ➡ p.41
図36 ➡ p.42

❽ サンプリングの量について

- 組織採取は病理診断を阻害しない限り多い方が望ましい（A）が、同一症例からの組織採取が多すぎると採取部位間違いを起こす可能性が生じるなど管理を困難にする（N）ため、ある程度上限を決めておく。

凡例　（E）：（A）よりもさらに高い品質等が期待できる場合があるが、作業量が過大である等のため、必須とは言いがたい事項　　（A）：推奨される事項
　　　（B）：（A）が実施不可能である場合に次に推奨される事項　　（N）：回避すべき事項

各論

胃癌・大腸癌（図1〜7）

- 進行癌は最深部を採取しない。
- 早期癌は採取しない。
- 潰瘍を形成している場合は壊死の混入を避ける。
- 断端に関する部分を採取しない。

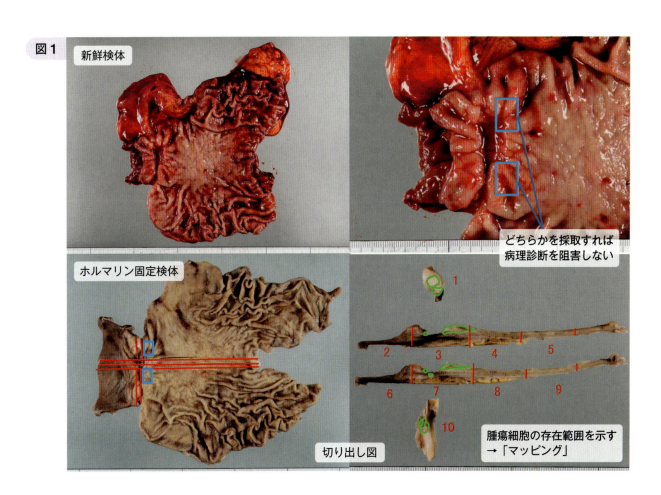

図1

図2 ホルマリン固定検体

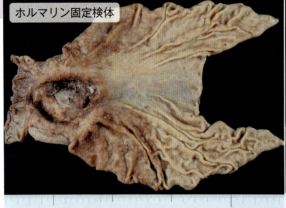
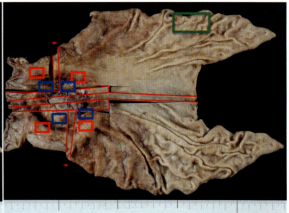
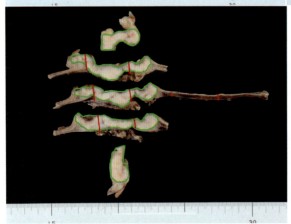

> 進行胃癌では図の☐部分を採取しても病理診断の妨げにはならない。この部分は周堤と呼ばれるが、その内側の☐部分は潰瘍部であり、壊死が多いため採取してはならない。非癌部は腫瘍近傍のうっ血もしくは出血のない、かつ、断端と関係がない☐が妥当と考えられる。

図3 ホルマリン固定検体

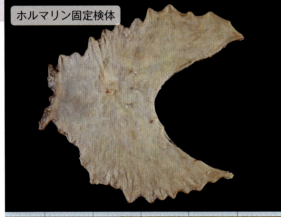
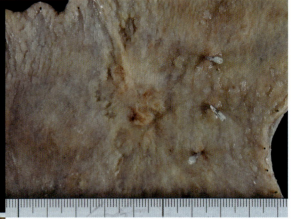
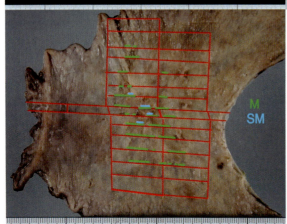

> 早期胃癌では粘膜下層への浸潤が肉眼的にわからないことがある。検体採取は病理診断の妨げともなるので、採取は行わない。

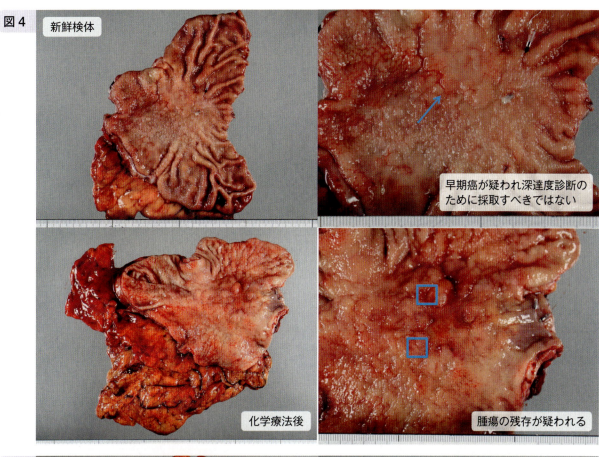

図4 新鮮検体／早期癌が疑われ深達度診断のために採取すべきではない／化学療法後／腫瘍の残存が疑われる

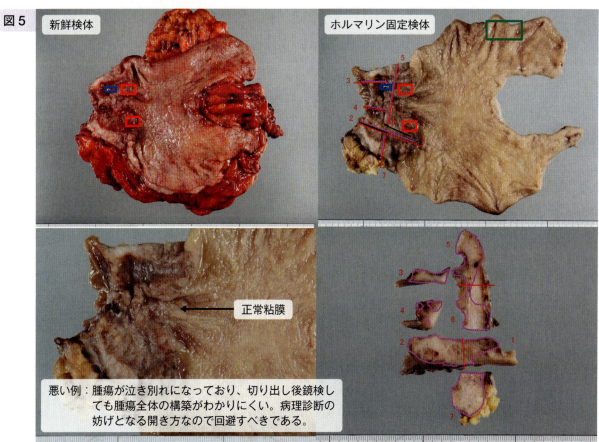

図5 新鮮検体／ホルマリン固定検体／正常粘膜／悪い例：腫瘍が泣き別れになっており、切り出し後鏡検しても腫瘍全体の構築がわかりにくい。病理診断の妨げとなる開き方なので回避すべきである。

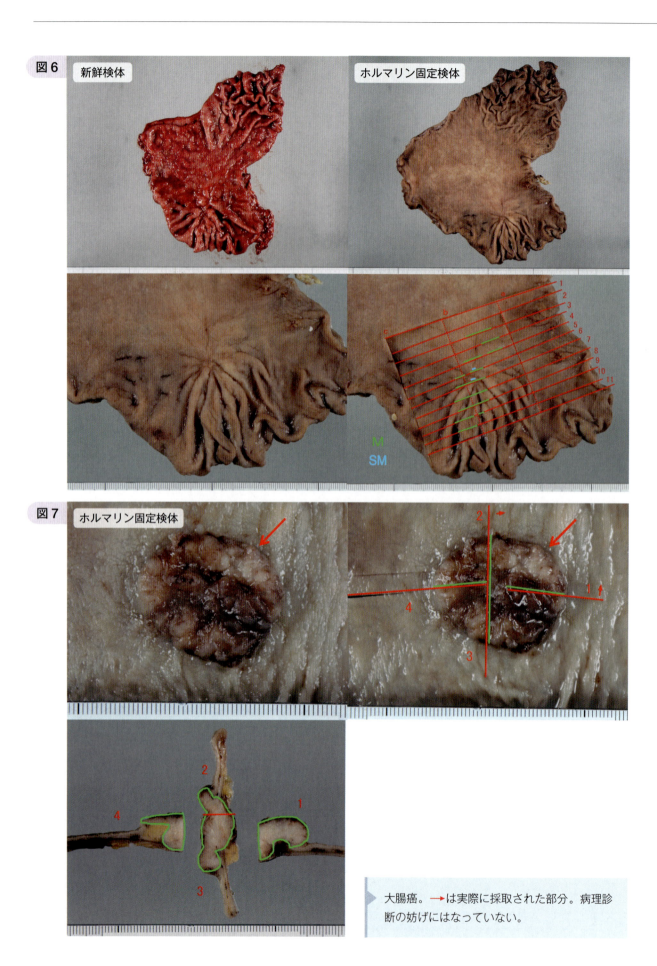

図6 新鮮検体 / ホルマリン固定検体

図7 ホルマリン固定検体

▶ 大腸癌。→は実際に採取された部分。病理診断の妨げにはなっていない。

肺癌（図8〜10）

- 肺にはホルマリン注入が必要であるため、漏れを少なくするためにも割は必要最小限にする。
- 最大割面をずらして割を入れる。割面から膨隆することはあまりない。腫瘍中央部は線維化、大きい腫瘍では壊死している場合があるため、注意する。辺縁でviableと思われる部位を正常部の混入に注意しながら採取する。
- 胸膜に近い場合は、割を入れる際に最も胸膜が嵌入した部位を避ける（図9）。

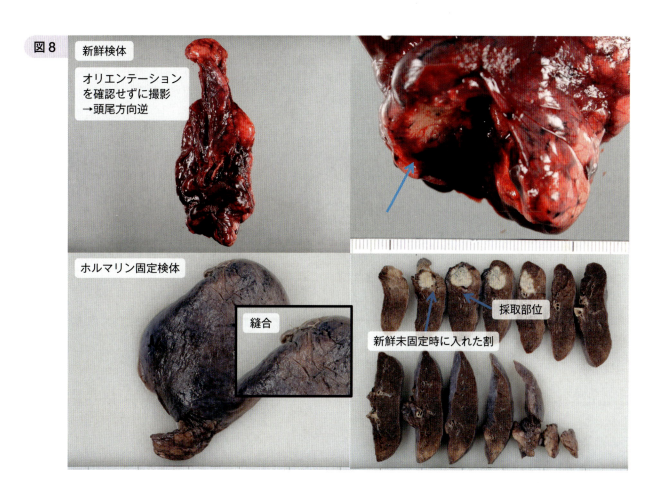

図8

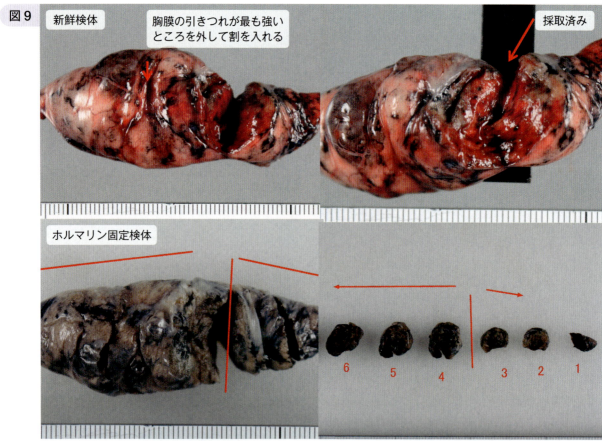
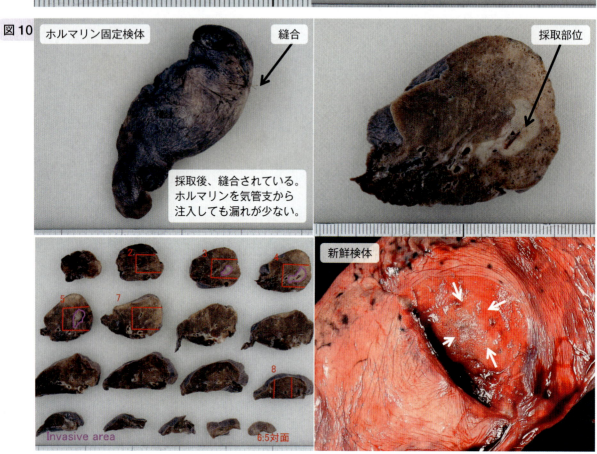

乳癌（図11〜15）

- 非浸潤癌を採取対象とするかどうか事前に決定しておく。
- 浸潤癌でも1cm未満と病変が小さい場合には、病理医と相談の上、可能であれば病理診断を阻害しないよう採取量に注意して採取する。
- 粘液癌、嚢胞を伴う癌は採取場所に注意が必要である。その際、採取によって病変をなくしてしまわないよう注意する。

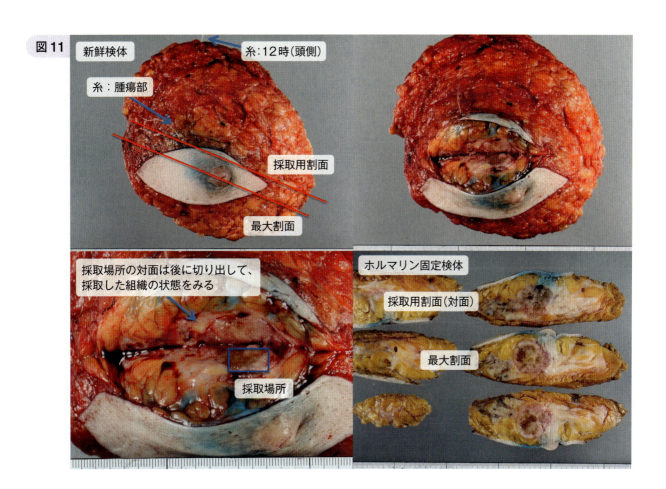

図11

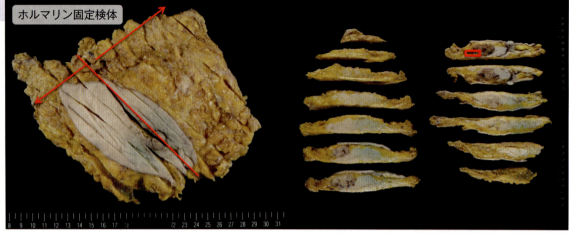

図12

ホルマリン固定検体

> **乳腺全摘標本切り出し**
> 乳頭と腫瘍を結ぶ線に平行で腫瘍中心を通る線に割を入れ、さらにそれに平行な割を入れる。

> 腫瘍最大割面からの採取は行わない。それよりやや辺縁の割面から採取する。

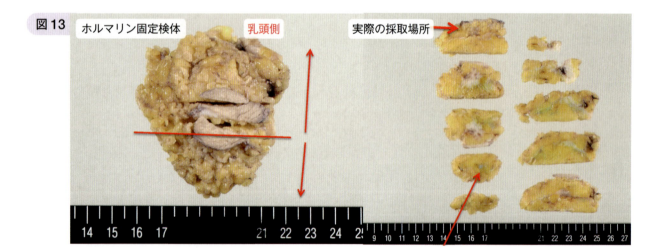

図13

ホルマリン固定検体　乳頭側　実際の採取場所

> **乳腺部分切除標本切り出し**
> 乳頭と腫瘍を結ぶ線に直角に5mm間隔で割を入れ、それに平行な割面を入れる。

> 腫瘍のかなり辺縁の割面からの採取は不適（正常組織の混入が多すぎる、肉眼では病変か正常かわかりにくい）。

図14 ホルマリン固定検体

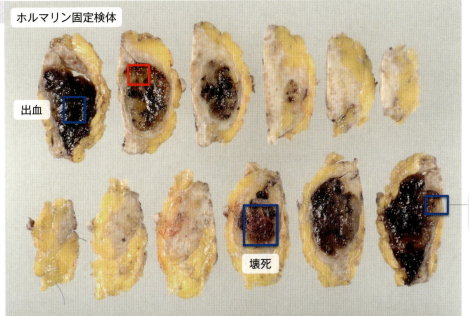

出血

壊死

胸壁側断端に近い部位

▶ 組織採取に不適切な部位
　□ 適切：粘液癌に典型的なゼラチン様の割面。出血、壊死はない。
　□ 不適切：出血、壊死あり。断端検索に影響する部位でもある。

図15 ホルマリン固定検体

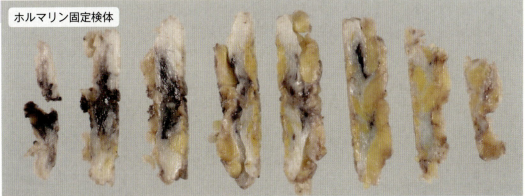

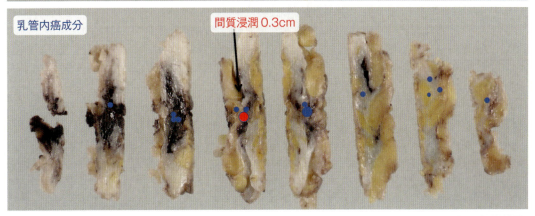

乳管内癌成分　　間質浸潤 0.3cm

▶ 組織採取に不適切な症例　　肉眼的に病変が不明瞭、浸潤癌が極めて小さい。

肝臓癌（図16〜20）

- 肝細胞癌は割面から膨隆するため、膨隆した部分からの採取が可能である（図17）。また、腫瘍内の不均一性のよく見られる腫瘍の一つであり、複数箇所からの採取が望まれる（図17）。
- 境界不明瞭な早期肝細胞癌では、新鮮標本での腫瘍の同定が困難であり、固定後には背景肝で観察される組織構築が不明瞭化した部分が癌部を示唆する所見となるが、採取しない判断をすることも大事である（図17）。
- 肝内胆管癌では肝細胞癌と異なり、割面から膨隆せず、腫瘍内部に線維化を伴うことが多いため、採取は腫瘍辺縁から行う（図18）。この際、正常組織の混入に注意する（図20）。

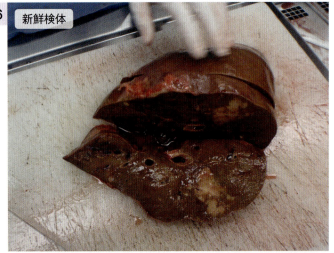

図16　新鮮検体

割の入れ方
腫瘍の最大割面が出るように断面を作製する。新鮮標本では過剰な力を入れず、刃を何度も往復させない。

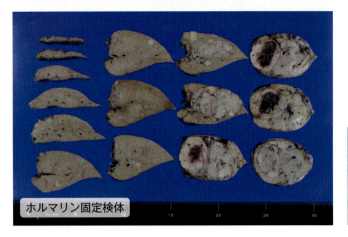

ホルマリン固定検体

最大割面に平行な1〜2cmの間隔で切開を加え、標本を並べて写真撮影する。全割する腫瘍最大割面のみの拡大写真も撮っておくとよい。

図17

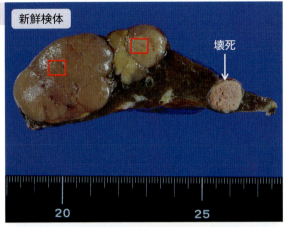

結節性腫瘍の新鮮標本は割面から腫瘍が膨隆するので、標本採取しやすい。

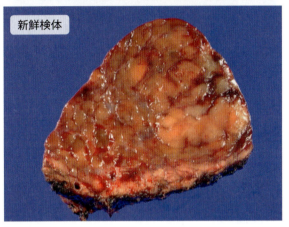

新鮮標本。

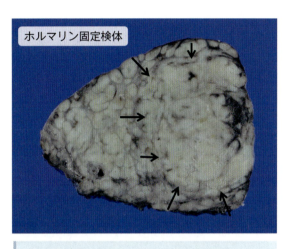

固定後標本。
境界不明瞭な早期肝細胞癌では、新鮮標本での腫瘍の同定が困難であり、固定後には背景肝で観察される組織構築が不明瞭化することがある（高分化肝細胞癌例）。

図18

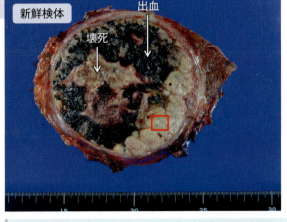

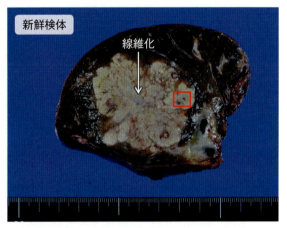

標本採取は出血、壊死、線維化などがない場所からの採取が理想的である。腫瘍細胞のみからの情報を得たい場合は、腫瘍間質が乏しい組織が軟らかい部分が好ましい（□）。

図19

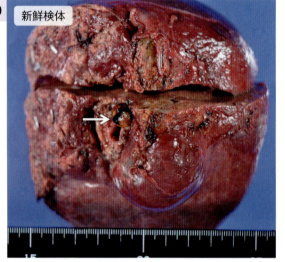
切除断端に門脈内腫瘍栓（⇨）を認める。

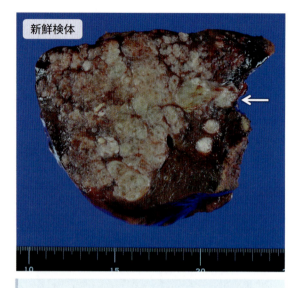
腫瘍切除断端に腫瘍成分を認める（⇨）。断端の病理学的評価を重視し、標本採取は控える。

図20

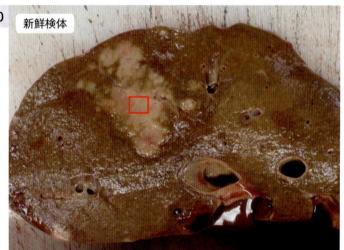
肝内胆管癌は境界が明瞭であるため、腫瘍の同定は容易である（□）。

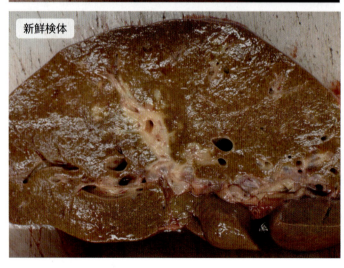
グリソン鞘に沿った浸潤形態を示す場合は、間質成分の混在が避けられない。

膵癌（図21～32）

- 腫瘍の中心部と思われる部分に主膵管に垂直に割を入れる。膵周囲の脈管、臓器との関係や断端が不明瞭にならないように注意する。
- 肉眼的に白色硬結を呈し、境界不明瞭なことが多く、同定しにくい。さらには線維形成を腫瘍内に認め、採取した組織内の腫瘍細胞成分は少ない。
- 組織採取のため割を入れた部分はホルマリン固定後の切り出し時には変形していることが多いので、組織採取後に割を入れた部分を速やかに縫合糸で閉鎖し、組織採取による切除標本の変形を極力防ぐことが必要である。

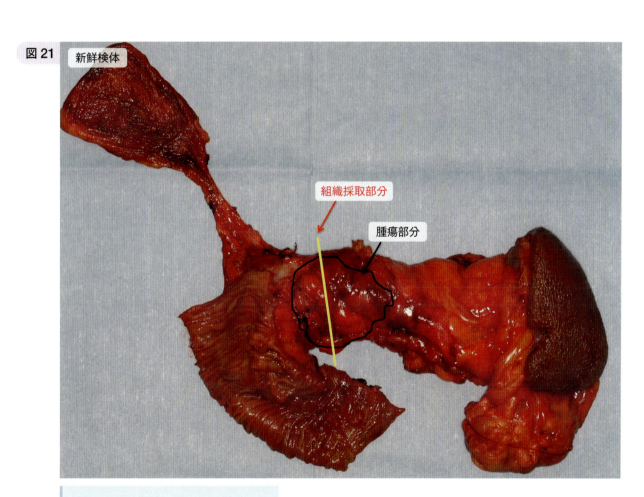

図21　新鮮検体

組織採取部分
腫瘍部分

▶ 膵全摘＋門脈合併切除術

腫瘍割面

図22　新鮮検体　腫瘍部分

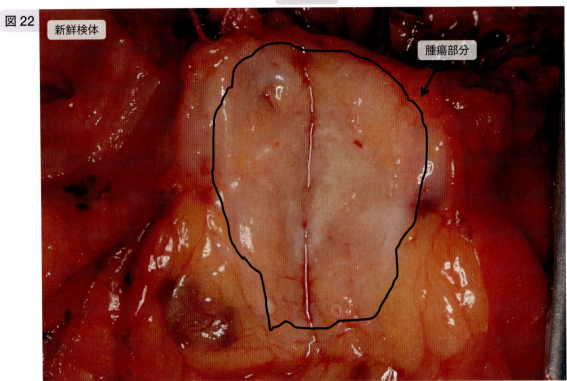

割面は白色調から黄色調を呈している。約0.5 cmほどの厚さで薄く切り、そのうちの白色調部分を採取。

図23　ホルマリン固定検体　腹側　組織採取部分

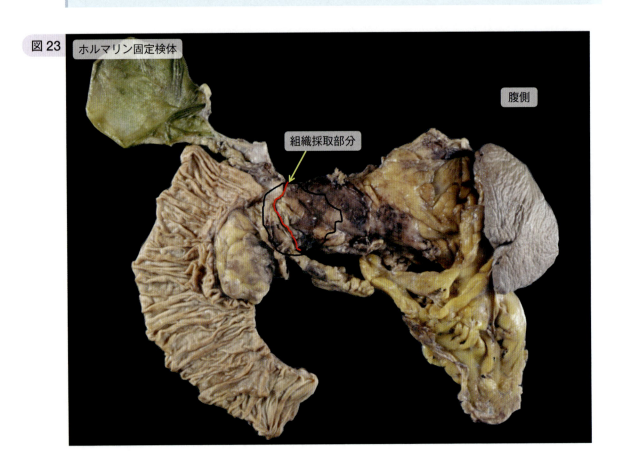

図24

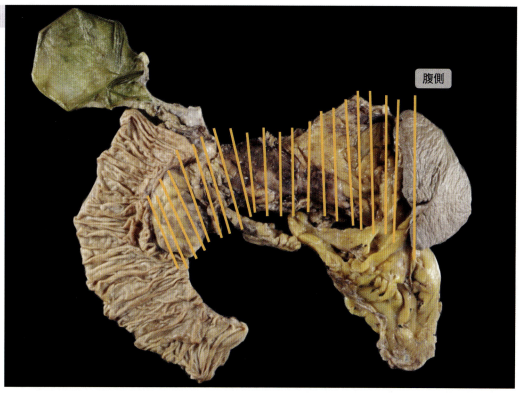

切り出しの際、取扱い規約に準じて主膵管に垂直に割を入れる。膵組織はすべて切り出される。

図25

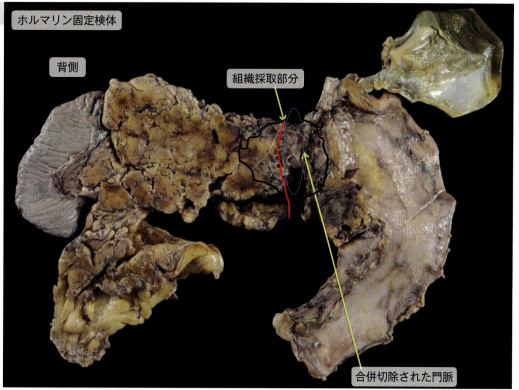

門脈の膵付着部に近接しないように留意しながら、腫瘍部に組織採取のための割を入れる。

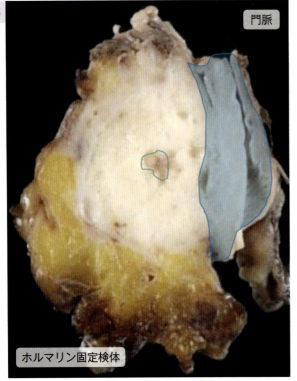

図26 門脈　ホルマリン固定検体

門脈近傍の割面像

門脈合併切除症例で腫瘍の局在が門脈に近接している場合、門脈部分で割を入れてしまうと門脈浸潤部の面がうまく出ずに門脈浸潤の有無が診断不能となってしまう可能性がある。

→ 背側の門脈付着部を確認、その部分に割が入らないように留意する。

- その他の例：
  膵頭十二指腸切除（胆管、十二指腸）、
  膵体尾部切除（脾動静脈）など

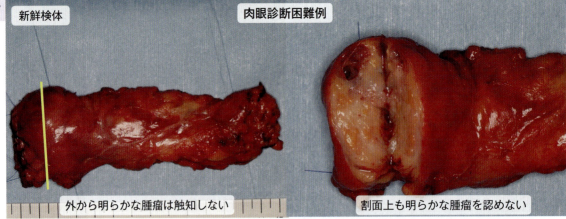

図27 新鮮検体　肉眼診断困難例
外から明らかな腫瘤は触知しない　割面上も明らかな腫瘤を認めない

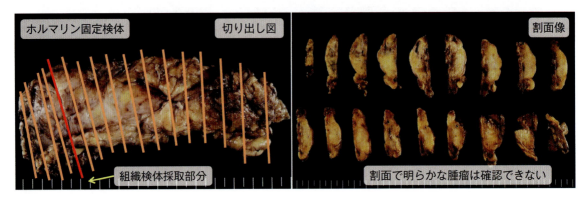

ホルマリン固定検体　切り出し図　割面像
組織検体採取部分　割面で明らかな腫瘤は確認できない

図28

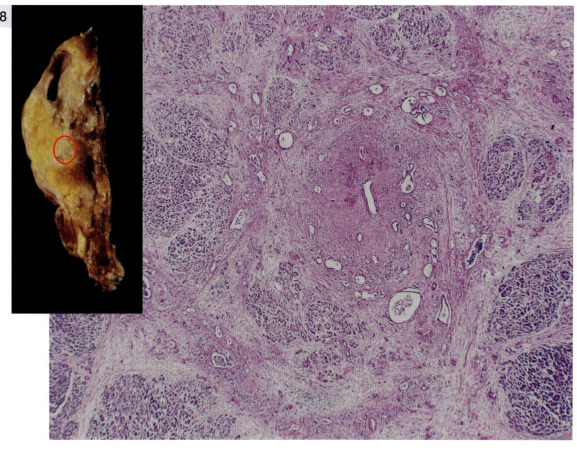

図29

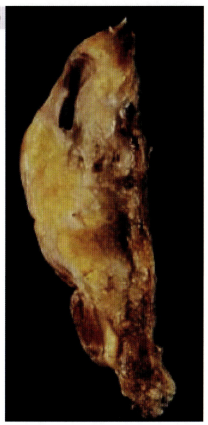

検体採取時、腫瘤非触知の場合肉眼的に腫瘍の位置を確認するのは困難である。

固定の際、採取部割面が平面にならず、凹凸ができる。そのため、割面を平面にするためのトリミングが必要になる。この場合、検体のロスが不可避となる。

➡小病変の場合、このロス部分に病変があると診断不能の可能性があるため、採取しない。

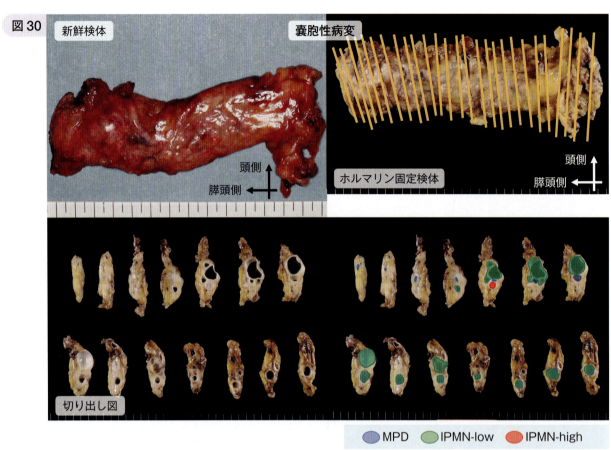
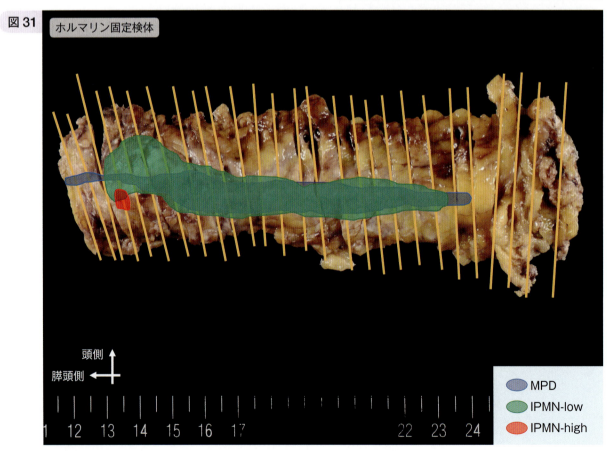

図32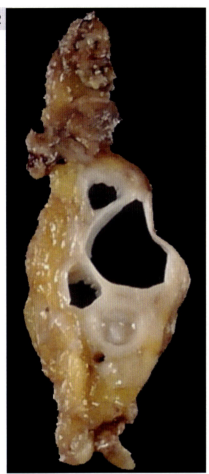

囊胞性病変を伴う場合、腫瘍の位置を同定するのが困難な場合がある。囊胞内の壁肥厚部あるいは隆起部が対象となる腫瘍部であることが多いが、組織採取過剰で診断不能にならないように採取量には注意が必要である。

子宮体癌（図33〜36）

- 非癌部の採取について、正常子宮内膜は高齢者の場合萎縮していることがあるので、子宮内膜以外の別の近傍正常組織や末梢血などを採取しておくことも考慮する。
- 筋層浸潤の最深部が評価できるよう割の入れ方には注意する。
- 隆起性病変の場合、頂部で壊死・出血していることがあるので注意が必要である。
- ポリープ状病変の場合、基部が外れないように注意する。

図33

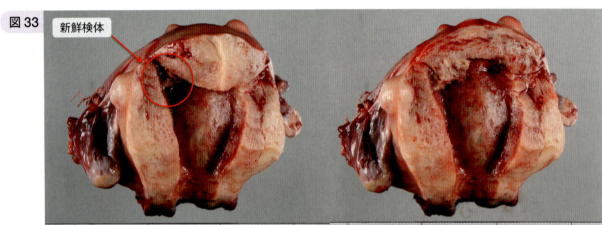

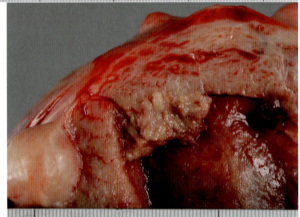

後壁切開。術中迅速時に隆起性病変（○）の基部が後壁側にあると判断し、想定される基部の長軸方向に垂直に割を入れ、筋層浸潤の程度を判断した。採取部位は壊死を含まない隆起の頂部が推奨される。非腫瘍部については、高齢者の場合萎縮等が疑われるので一考を要する。

図34

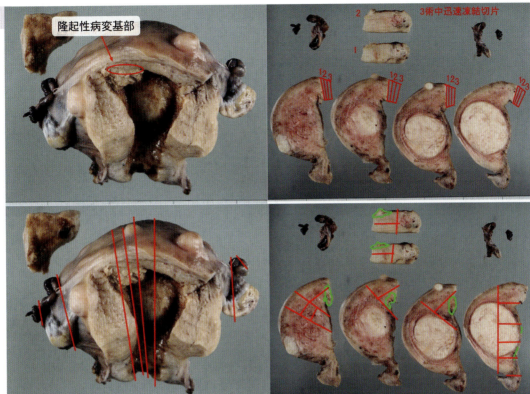

ホルマリン固定検体。術中迅速標本の割面に平行に切片を切り出すのに加え、底部から前壁に連続する部分で浸潤を評価できるよう図のように割線を入れた。

図35 新鮮検体

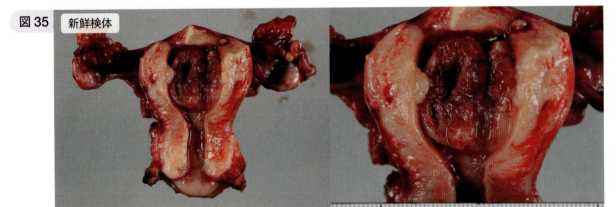

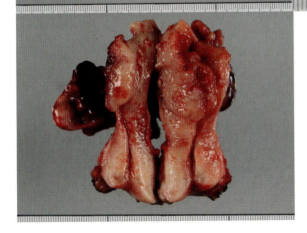

最深部（腫瘍最大割面）からややずらした位置で割を入れ、腫瘍量の少ない方の割面のやや膨隆した部から組織採取。

図36 ホルマリン固定検体

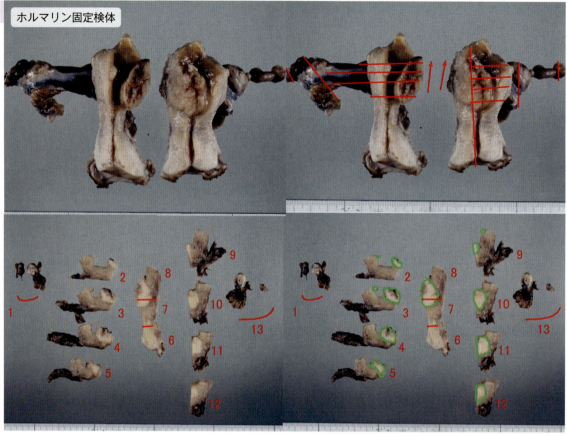

図35の標本のホルマリン固定後の肉眼写真と切り出し図。固定用ボードへの固定が不充分だったため、やや屈曲した形で固定され、通常以上のトリミングが必要となった。

卵巣腫瘍（図37、図38）

- 大小様々であり、採取量については大きなものは診断に差し支えないが、小さなものに対しては必要最小限に絞る必要がある。
- 腫瘍内の不均一性が見られることがあるため、複数箇所から採取する。
- 囊胞性変化をきたしている場合は、隆起部や壁肥厚部を採取しておく。少量の場合、病理診断を優先し、無理に採取しない。
- 境界病変については採取対象とするかどうか決めておく。その際、後の病理診断で診断が変わりうることを認識しておく。採取部位の所見がわかるよう採取検体の一部の凍結切片あるいは捺印細胞診標本を作製するか、あるいは固定後に対応する部位の切り出しを行っておく。

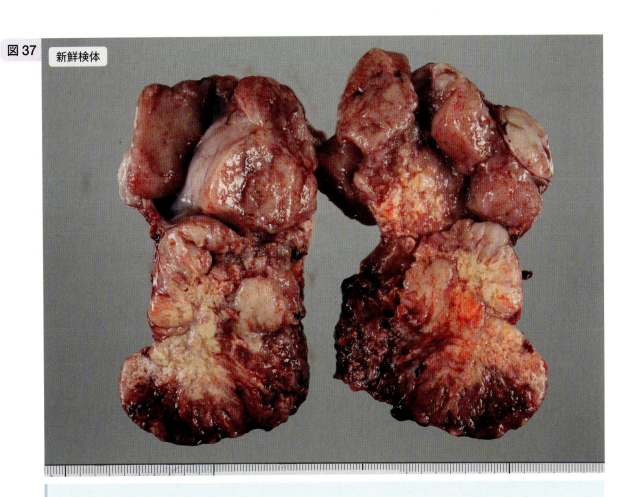

図37　新鮮検体

Ovary, Serous adenocarcinoma

図38 新鮮検体

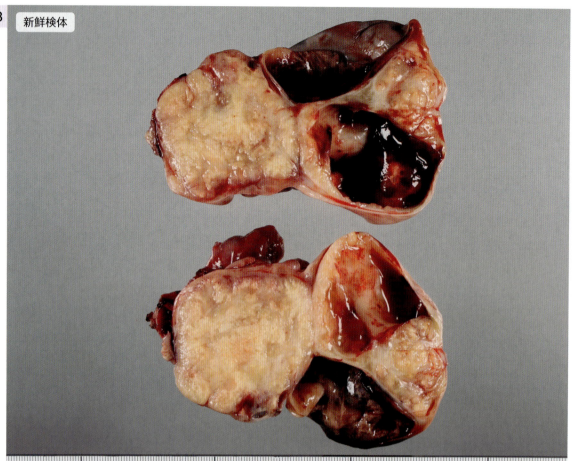

▶ 本症例の病理診断は、Malignant mixed epithelial tumor（clear cell adenocarcinoma and endometrioid adenocarcinoma）であった。

軟部腫瘍（図39）

- 希少症例、診断困難と思われる症例は可能な限り組織検体を採取しておく。
- 腫瘍内不均一性が認められる場合は、複数箇所からの採取が求められる。

図39

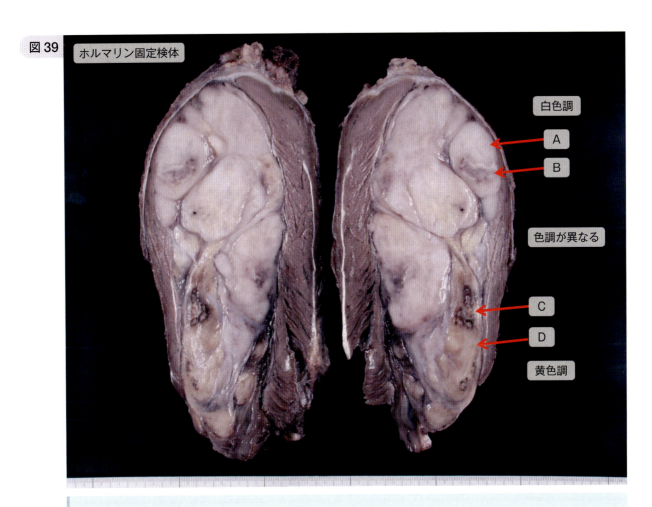

左下腿軟部腫瘍脱分化脂肪肉腫。
B、Cは変性、壊死、出血が疑われるため、A、Dから別々に採取する。

第2部
凍結組織検体の適切な採取・保管・移送方法

　DNA・RNA・タンパク質等の変性を最小限にし、高い品質を保持して長期の保管を可能にし、将来にわたって広汎な解析に供せるよう汎用性を最大にすることを目指し、ゲノム研究等に供する病理凍結組織の適切な取扱い方法を定める。

凡例

(E)：(A) よりもさらに高い品質等が期待できる場合があるが、作業量が過大である等のため、必須とは言いがたい事項
(A)：推奨される事項
(B)：(A) が実施不可能である場合に次に推奨される事項
(N)：回避すべき事項
(L)：法令等により規定されている事項

採取対象

1 第1部「研究用病理組織検体の適切な採取部位」の記載の通り、手術標本より、病理診断に支障を来さず（患者に不利益を及ぼさず）、核酸・タンパク質等の変性の予測される出血・壊死巣等を回避し、適切な採取部位よりゲノム研究等に用いる組織検体を採取する（A）。

> 注：包括的同意等に基づくバイオリソースバンキング等に際して、生検標本を診療後余剰検体と見なしがたい場合が多いと考えられる。そこでまず、手術標本より採取したゲノム研究等に用いる組織検体の取り扱いについて定める。

> 注：個別同意に基づく場合等、生検標本をゲノム研究等に用いる場合は、本規程第2部 急速凍結 16 以降に準拠して扱う。

………第2部 急速凍結 16
➡ p.53

2 例えば、癌症例であれば、癌部と非癌部（適切な対照部位）の双方から検体を採取する（A）。（第1部 総論❻ 採取部位の決定 参照）

………第1部 総論
❻ 採取部位の決定
➡ p.18

> 注：一般に癌組織にはheterogeneityがあるが、肉眼所見に不均一性が認められる場合等は特に、癌部の複数箇所から組織を採取することが望ましい（E）。

3 採取部位について最低限の記載を残すべきである（A）。
例 ▶ 体部小弯側

> 注：写真・シェーマへのおおよその部位の記入、近接する部位より作成したルーチンの病理診断等のためのブロック番号の記録等の手段により、採取部位に関する情報が研究者に伝達されるように計らうこともさらに望ましい（E）。

> 注：病変部の複数箇所から組織を採取した場合等においては、特記すべき肉眼所見の文章による記載等を行うこともさらに望ましい（E）。

採取者

4. 各症例の手術標本において、組織検体の採取の可否、適切な採取部位、適切な採取組織量を、望ましくは病理専門医が判断する（E）。あるいは、病理診断学に精通し、充分な肉眼病理診断能力を備えた、担当診療科等の臨床医が判断することも望ましい（A）。

5. 研修医・臨床検査技師・その他のバイオバンク実務者が採取を行う場合には、ゲノム病理標準化講習会ならびに日本病理学会webページおけるe-ラーニングシステム等で研修を行った上で、第1部「研究用病理組織検体の適切な採取部位」の記載に従い、また必ず病理専門医あるいは病理診断学に精通した担当診療科等の臨床医の監督の下で採取を行う（B）。

凡例 （E）：（A）よりもさらに高い品質等が期待できる場合があるが、作業量が過大である等のため、必須とは言いがたい事項　　（A）：推奨される事項
（B）：（A）が実施不可能である場合に次に推奨される事項　　（N）：回避すべき事項　　（L）：法令等により規定されている事項

採取時間

6 手術検体から、可及的に速やかにゲノム研究等に用いる組織検体を採取する（A）。
［実証データ ①・②］

　　　　実証データ ① ➡ p.62
　　　　実証データ ② ➡ p.65

　　注：手術検体が手術標本整理室等に提出された後、入割・肉眼診断・写真撮影等の
　　　　かたわら組織検体の採取を行う場合、最も速やかに作業すれば、急速凍結 **16** ま
　　　　でを摘出後30分以内に実施できると考えられる。

　　　　第2部 急速凍結 **16**
　　　　➡ p.53

　　注：手術検体を室温で長時間保持することは極力回避する（N）。［実証データ ①・②］

7 可及的に速やかに採取を行えない場合には、手術検体を冷蔵庫（4℃）等に保管する。
4℃保管3時間以内を目安にして組織検体を採取する（B）。
［実証データ ①・②］

　　　　実証データ ① ➡ p.62
　　　　実証データ ② ➡ p.65

　　注：最終的に得られた核酸等の品質は、バイオバンクの採取・保管条件よりも、提
　　　　供を受けた研究者側の手技に依存する場合がある。［実証データ ③］

　　　　実証データ ③ ➡ p.67

8 バイオバンク等から研究者に試料を提供する際に、時間・温度等の項目を含む、当
該施設における標準手順書を開示する必要がある（A）。また、当該施設における
標準手順を逸脱した場合は、試料付随情報に、時間・温度等逸脱した事項の記録を
含める必要がある（A）。

　　注：採取時間あるいは摘出後採取までの所要時間・採取までの保持温度は、正確に
　　　　記録することが望ましいが、当該施設における標準手順に従って採取している
　　　　限りは、試料の質の予測が可能であるので、時間・温度の記録は全症例におい
　　　　て必須ではない（E）。標準手順を逸脱した場合は、上記 **8** のように対処する。

　　注：診療録等を閲覧して当該症例の術中疎血時間を記録する労力は研究における必
　　　　然性に鑑みて過大であり、全症例において必須ではない（E）。ただし、試料が
　　　　疎血時間の影響を受けやすい解析を含む研究に供される等、研究者の求めがあ
　　　　る場合には、疎血時間を開示できる体制をとることが望ましい（A）。

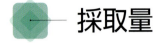

採取量

9 採取量については**4**に示した通り病理専門医あるいは病理診断学に精通した担当診療科等の臨床医の判断によるが、病理診断に特段の支障がなく適切な採取部位が確保できる場合は、半小指頭大（1×0.5×0.3 cm程度、50～100 mg程度）の組織を採取することが適切である（A）。

  注：極少量の組織を用いても有益な解析を行う余地があるので、採取量が半小指頭大に満たないことを持って、採取を見合わせるにはあたらない（B）。

  注：組織の湿重量による補正等が必要となる解析を行う可能性が高い場合には、精密計量器を用いて採取組織の湿重量を測定することが望ましい。ただし、秤量作業により急速凍結までの時間が遅延する弊害があり、細切した個々の組織片が研究者に提供されるため、採取全量の秤量は必ずしも研究者を利するとは限らない。細切した個々の組織片ごとの秤量は、急速凍結までの時間をさらに遅延させる。よって湿重量の秤量を必須要件とはしない（E）。

凡例 （E）：（A）よりもさらに高い品質等が期待できる場合があるが、作業量が過大である等のため、必須とは言いがたい事項　　（A）：推奨される事項
　　 （B）：（A）が実施不可能である場合に次に推奨される事項　　（N）：回避すべき事項　　（L）：法令等により規定されている事項

組織の処理

10 **9**で採取した組織を1辺2〜3 mm角程度にまで細切する（A）。

> 注：使用細片以外の凍結・融解の反復を防ぎ、核酸分解酵素等の活性化を防いで速やかに質の高い解析を行うため、急速凍結前の組織の細切は必須である（A）。

11 望ましくは、2〜3 mm角組織片1個を1チューブに収納する（E）。保管容器の容量に制限がある場合には、チューブの内壁に個々の組織片を相互に離して貼付するようにし、複数の組織片を1チューブに収納する（A）。

> 注：チューブの内壁に相互に離して貼付しておけば、使用時に、残りの組織片を含めたチューブ全体の温度が上昇するより先に、必要個数のみ鑷子等で素早く引き剥がすことができる。

> 注：複数の組織片を1チューブに収納する場合は、1.5 mLないし2 mLの容量のチューブが扱いやすいが（A）、組織片1個を1チューブに収納する等の場合はこの限りでない。

12 耐低温性のあるチューブを用いる（A）。匿名化番号等をチューブに記載するか貼付する場合、耐低温性のあるマーカー・ラベル等を用いる（A）。

> 注：チューブ・マーカー・ラベル等は、各施設の保存庫等で実際に耐低温性を確認してから採用することが望ましい（E）。

> 注：各施設の管理体制に応じて、匿名化番号のバーコード等があらかじめ印字されたチューブを用いることも推奨される（E）。

13 万一の温度変化に備える（液体窒素の膨張による事故を防ぐ）ため、スクリューキャップつきのチューブを用いる（A）。

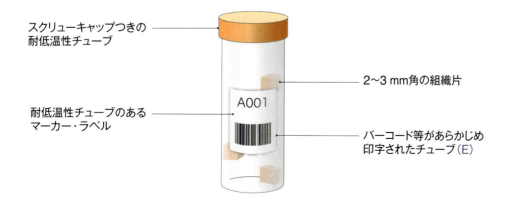

14 癌部・非癌部等各採取部位から、**11**のチューブを複数本作成する**（A）**。

> 注： 複数の組織片を1チューブに収納している場合にも、複数箇所に保管したり、複数の研究者への提供を行う便等を考え、必ず複数本のチューブを作成する**（A）**。

> 注： 各施設等において合意が得られた場合、また特に液体窒素保存容器中で高い品質を維持して保管が可能である場合、解析手技が進歩した将来における研究使用に備えて、複数採取したチューブの一部を特に長期保管する（例として10年以上等）ことも望ましい**（E）**。

15 核酸庇護剤が多種類市販されており、チューブ内において核酸庇護剤に組織片を浸漬して凍結する手技が多用されている。ただし、核酸の質を確実に保持するとともに、試料の汎用性を高めるため、可及的に速やかな組織の採取と急速凍結が可能な施設においては、核酸庇護剤を使用しないことも推奨される。

実証データ④ ➡ p.68 ……
> 注： 核酸庇護剤中で凍結した組織を核酸抽出手技に供した場合、DNAの品質は概して影響を受けない。[実証データ ④]

実証データ⑤ ➡ p.70 ……
> 注： 核酸庇護剤の種別により、RNAに対する効果にはかなりのばらつきがある。核酸庇護剤を使用しようとする場合は、各施設において実際に核酸を抽出して品質を検証した上で、適切な核酸庇護剤を選択するべきである。[実証データ ⑤]

> 注： 核酸庇護剤中で凍結した組織を核酸抽出手技に供した場合、核酸庇護剤を用いずに凍結した組織から核酸を抽出する場合に比して、核酸庇護剤の融解を待つ工程が増える等するため、抽出したRNAの品質がかえって低下する場合がある。[実証データ ⑤]

凡例　**（E）**：**（A）** よりもさらに高い品質等が期待できる場合があるが、作業量が過大である等のため、必須とは言いがたい事項　　**（A）**：推奨される事項
　　　（B）：**（A）** が実施不可能である場合に次に推奨される事項　　**（N）**：回避すべき事項　　**（L）**：法令等により規定されている事項

急速凍結

16 **14**で複数本ずつ作成したチューブを液体窒素に浸漬し、急速凍結を行う（A）。**6**で述べたように、最も望ましくは、手術標本摘出後30分以内に急速凍結を実施する（A）。

注：液体窒素を容れたコルク栓付きデュワー瓶（2重壁断熱容器）等にチューブを浸漬して急速凍結する（A）。

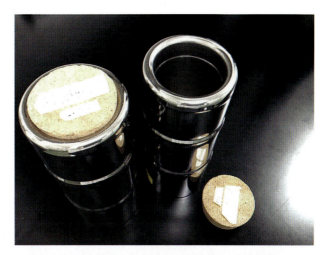

注：頻繁に（連日多数の）試料を採取する施設においては、容量30ないし50L程度の比較的小型の急速凍結用液体窒素保存容器を、新鮮未固定の手術標本を扱う手術標本整理室等に常設し、**14**で作成したチューブを速やかに収納して急速凍結を行うのが効率的である（E）。この場合、充分凍結した試料を定期的に長期保管場所までまとめて運搬することができる。

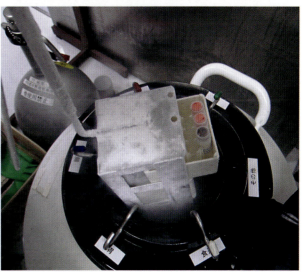

注：手術標本整理室等において液体窒素の調達が困難である施設では、ドライアイス・アセトン等による凍結が可能である（B）。[実証データ ⑥・⑦]

注：手術標本整理室等において液体窒素の調達が困難であるが、手術標本整理室内に超低温槽（-80℃）を常設できる施設においては、超低温槽（-80℃）に速やかにチューブを収納することも可能である（B）。[実証データ ⑥・⑦]

……… 実証データ⑥ ➡ p.71
実証データ⑦ ➡ p.72

長期保管

17 16で急速凍結したチューブは、最も望ましくは、研究使用に供すまで液体窒素保存容器（−180℃程度）に保管する（A）。

> 注：ここで「長期保管」とは、研究使用に供すまでの期間保管することをさすが、一般的に5ないし10年以上の保管を期して設備・標準手順を定めるべきである。

> 注：標準的には液相の液体窒素保存容器を用いる（A）。保管場所等が確保できる場合には、病原微生物のコンタミネーションを避ける等の観点から、アイソサーマル式等全面気相の液体窒素保存容器を用いることがさらに望ましい（E）。ただし、大型で設置に高額の経費を要するため、気相の液体窒素保存容器の導入の是非は施設の判断による。

> 注：長期保管場所までの施設内搬送にも、液体窒素を容れたコルク栓付きデュワー瓶（2重壁断熱容器）等、熱伝導率が小さい充分断熱性能を備えた容器を使用する。

> 注：長期保管のため液体窒素保存容器に収納する等の作業は、通常用手的に行うが、試料の温度変化を最小限にするため、極力手早く行うものとする（A）。

> 注：チューブに印字された匿名化番号バーコード等を識別し自動出入庫を行うシステムを備えた液体窒素保存設備等を用いることも、屋外大型貯槽ならびに液体窒素の自動供給システムを備えた液体窒素保存設備等を用いることも、品質保持と省力化の観点からさらに望ましい（E）。ただし、大型で設置に高額の経費を要するため、長期保管設備は各施設等の判断に基づいて選択するものとする。

18 長期保管のため液体窒素保存容器に収納するとともに、試料の付随情報・保管場所等を、適切な管理アプリケーション・カタログデータベース等に登録する（A）。

〈参考〉

バイオバンク実務者等がカタログデータベース入力する際の原資料とするため、試料採取者に対して試料と共に提出する"試料登録票"等に標準的に記載を求める項目は以下の通りである。（誤入力を防ぐために、試料採取者による発生源入力のデータベースを構築することも望ましい。）

❶**手術（採取）年月日**：西暦年月日を記載する。病理IDが未発番の場合、同一患者の複数回の手術を区別するために必須である。

❷**試料採取者**：試料を用いた研究の共同研究者となり、バイオバンクからの払い出し可否を判断する、バイオバンクコンタクトパーソン等［担当病理医、各診療科の臨床医等］が決められている場合、その氏名を記載する。

❸**患者氏名**：カタログデータベースに合致するよう、カタカナ姓名、漢字姓名、あるいはその両者等書式を指定する。

凡例　(E)：(A)よりもさらに高い品質等が期待できる場合があるが、作業量が過大である等のため、必須とは言いがたい事項　　(A)：推奨される事項
(B)：(A)が実施不可能である場合に次に推奨される事項　　(N)：回避すべき事項　　(L)：法令等により規定されている事項

❹**患者 ID**

❺**病理 ID**：検体採取時にすでに発番されている施設においては、同一患者の複数回の手術を区別するために記載を求める。

❻**提出診療科**：提出診療科はカタログ検索キーワードになりうるので、誤記入を防ぐために、あらかじめ全診療科名を列記し、その中から選択することを試料採取者に求める。

❼**感染症**：試料管理・研究利用に際し確認の必要な診断名をあらかじめ列記し、その中から選択することを試料採取者に求める、"その他"の項に自由記載を許す。

❽**性別**：電子カルテと連動したバイオバンクのカタログデータベースが完備され、患者 ID から自動入力できる施設においては必須ではない。

❾**手術（採取）時年齢**：研究使用時等には、電子カルテ等から採取当時の年齢を自動抽出しにくいので、採取時に記載を求める。

❿**臨床診断**：自由記載。カタログにおいては部分一致検索等に用いる。
ただし、正確な診断名からの検索を可能にするには、病理診断確定後にバイオバンクのカタログデータベースを電子カルテ・院内がん登録等に連動させ、ICD10 コード・MEDIS 管理番号等から検索できるようにする必要がある。

⓫**採取臓器**：試料管理に際し分類収納等に用いる可能性がある場合、自由記載は不可とし、あらかじめ臓器名を列記しておき、その中から選択することを求める。WHO 腫瘍分類臓器コード等を用いてもよい。

⓬**チューブ本数**：T（癌部・病変部）○本、N（非癌部・対照部）○本。

⓭**試料付随情報**

T1：採取部位（例：体部小弯側、ブロック番号 #、採取部位を記入した臓器写真・シェーマも添付できるようにする）。肉眼所見等の自由記載も許す。

T2：同様に採取本数分の記載を求める。

N1：採取部位（例：体部小弯側、ブロック番号 #、採取部位を記入した臓器写真・シェーマも添付できるようにする）。肉眼所見等の自由記載も許す。

N2：同様に採取本数分の記載を求める。

⓮**施設の標準手順から逸脱**："あり"・"なし"より選択する。ありの場合状況説明の自由記載とするが、摘出後実際に凍結までに要した時間と凍結まで臓器を保管した温度（室温、4℃等）を必ず記載に含めるよう求める。

- 以下は、施設の標準手順から逸脱していない場合必須ではないが、施設内でコンセンサスが得られ無理なく記載できる場合に記載してもよい。
  — 摘出時間（24 時制○時○分）、採取凍結時間（24 時制○時○分）あるいは摘出後凍結までの時間（約○分）
  — 術中阻血時間（約○分）
  — 湿重量（○ mg）

19 長期保管に、液体窒素保存容器（−180℃程度）に代えて、超低温槽（−80℃）を用いることも可能である（B）。この場合も、望ましくは**16**に述べたように液体窒素に浸漬して急速凍結し、手早く超低温槽に収納する（A）。

> 注：超低温槽（−80℃）に組織を長期保管した後抽出したDNA・RNA・タンパク質の品質は、液体窒素保存容器に長期保管した組織から抽出したそれらに比べて、低下する場合がある（DNA・RNAについていえば、特に10年以上経過した後品質が低下する場合がある）。[実証データ⑧・⑨・⑩]

実証データ⑧➡p.73
実証データ⑨➡p.75
実証データ⑩➡p.76

> 注：汎用性を高めるために液体窒素保存容器中の長期保管が推奨されるが、−80℃に長期保管した組織から抽出したDNA・RNAを用いても、特段問題なく実施できる解析項目は多いので、実行可能性にも鑑みて長期保管温度は各施設等の判断に基づいて選択するものとする（B）。試料を利用する研究者は、保管試料の品質に応じた適切な解析項目を選択するべきである（A）。このため、[実証データ⑧・⑨・⑩]を参照されたい。

20 長期保管に、冷凍庫（−20℃）を用いることは回避すべきである（N）。

21 試料を提供するバイオバンク等の施設は、保管試料の特性・品質に関する情報を研究者に提供する目的で、バイオバンク試料を用いた利活用研究の成果（刊行論文等）を適宜webページ等で公開することが望ましい（A）。

22 試料を提供するバイオバンク等の施設が、少数の試料について定期的に抜き取り実証解析等を行い、結果を公表することはさらに望ましい（E）。全試料において核酸のintegrityを示す指標を実測し、公開・添付して試料を提供することがさらに望ましいが、実行可能性に鑑みて必須とは言えない（E）。

23 長期にわたる保管期間中の故障・事故等の可能性を考慮し、可能であれば温度管理記録を残すことが推奨される（E）。

24 長期にわたる保管期間中の事故・災害等の可能性を考慮し、バックアップとするために、可能であれば遠隔地の別施設等に分散して保管することも望ましい（E）。

凡例｜（E）：（A）よりもさらに高い品質等が期待できる場合があるが、作業量が過大である等のため、必須とは言いがたい事項　　（A）：推奨される事項
　　　（B）：（A）が実施不可能である場合に次に推奨される事項　　（N）：回避すべき事項　　（L）：法令等により規定されている事項

凍結組織切片作製

25 で組織を細切する際に、0.5×0.5×0.2 cm大の1〜2片を別に取り、術中迅速診断用組織標本作製の要領で、凍結組織切片作製用包埋剤（いわゆるOptimal Cutting Temperature [OCT] compound）に包埋し、ドライアイス・アセトン等で凍結し、超低温槽（−80℃）に保管することも推奨される（E）。

> 注：OCT包埋標本作製時の氷晶の形成を避けるため、包埋用の組織を一度OCT compoundに浸漬し、新しいOCT compoundで包埋し急速凍結することが勧められる（E）。

26 OCT包埋標本を超低温槽（−80℃）中で長期保管する際には、パラフィルム等で厳重に包装し密閉性の高い容器に収納する等、試料の乾燥を防ぐように充分留意しなければならない。

> 注：乾燥したブロックからは、概して剪断化した核酸しか抽出できない（N）。

> 注：良好な条件で長期保管した試料においては核酸の品質は概して保持されているが、解析前に、抽出した核酸の品質検証をブロックごとに行うべきである。[実証データ⑪]

…… 実証データ⑪⇒p.77

> 注：OCT包埋標本から薄切の後HE染色標本あるいは免疫染色標本等を作製して鏡検することにより、研究者に提供する組織の病変細胞（癌細胞）含有率の情報を提供することができる。組織標本の鏡検で癌細胞含有率を算出するには下記の（a）（b）がある。（b）でも有益な知見が得られる場合があり、実行可能性に鑑みて各施設で（a）または（b）を選択するべきである。[実証データ⑫]
>
> （a）対象複数視野の癌細胞数をカウンターを用いて極力正確に計測し、同様に計測した全細胞数で除す方法（E）
>
> （b）低倍率 at a glance で10%未満、10%以上20%未満、以後10%毎等に大別する方法（E）

…… 実証データ⑫⇒p.78

> 注：OCT包埋標本から薄切の後HE染色標本を作製して組織像を観察し、マイクロダイセクションを実施するか、あるいは未染標本からそのまま核酸を抽出する等して、各種の解析に供すことができる。各種解析に際しては、薄切が反応を利する場合と、包埋剤の混入が反応を阻害する場合がある。特に、OCT compound が核酸のカラム精製・タンパク質分析等を阻害する場合がある。

OCT包埋標本作製には、組織像を確認できる利点があり、種々の解析が可能であるが、乾燥を防ぐ等管理に細心の注意を要すのみならず、癌細胞含有率評価を含むバンキング作業量が格段と増加する。よって、各施設における実行可能性に鑑みて、充分なコンセンサスが得られた場合にのみOCT包埋標本を作製すべきである。

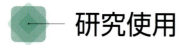
研究使用

27 研究者に試料を提供するため液体窒素保存容器等から試料を取り出す作業は、標準的には<u>用手的に行う</u>が、他の試料への影響を最小限にするため極力手早く作業する（A）。

> 注：組織片を収納したチューブはドライアイス上に取り出すなどし、研究者への提供あるいは移送開始まで、極力試料の質を保持するように努める（A）。

28 試料の提供情報・使用量等を、適切な管理アプリケーション等に登録する（A）。

> 注：残余組織片・抽出した核酸・解析結果の返納を求めるバイオバンク等においては、使用歴（研究者・研究課題等）を特に詳細に管理アプリケーション等に記録する（E）。

凡例　(E)：(A) よりもさらに高い品質等が期待できる場合があるが、作業量が過大である等のため、必須とは言いがたい事項　　(A)：推奨される事項
　　　(B)：(A) が実施不可能である場合に次に推奨される事項　　(N)：回避すべき事項　　(L)：法令等により規定されている事項

移送

29 長期保管設備を持たない施設等においては、組織を収納したチューブをデュワー瓶中の液体窒素やドライアイス・アセトンに浸漬して充分に凍結した後、液体窒素保存容器を持つ施設等へ適切な手段で移送する。また、遠隔地の研究者に試料を提供する際にも、適切な手段で移送する。

30 通常、温度保持が期待される非密閉移送容器（簡易的には発泡スチロール容器）にドライアイス等を充填し、冷凍便により運送業者に輸送を委託する（A）。

> 注：-80℃等の温度保持を保証し、温度記録用のチップを内蔵した移送容器等を用いる生体試料専門運送業者もある（E）。
> ただし、完全に凍結した組織の数日内の輸送であれば、-80℃等の温度保持を保証する専門運送業者に委託せず、ドライアイス充填発泡スチロール容器を用いた冷凍便等で移送しても、抽出した核酸等の品質の低下は明らかでない。[実証データ ⑬・⑭]

…… 実証データ ⑬ ⇒ p.79
　　実証データ ⑭ ⇒ p.81

31 世界保健機関（WHO）感染性物質の輸送規則による生物由来物質カテゴリーB（UN3373）（その物質への曝露によって、健康なヒトまたは動物に恒久的な障害や、生命を脅かす様な、あるいは致死的な疾病を引き起こす可能性のある状態で輸送される感染性物質［カテゴリーA］ではないヒト由来試料）を航空機により輸送しようとする場合は、「航空機による爆発物の輸送基準等を定める告示（国土交通省）」の定める3重包装容器を用いなければならない（L）。

航空機による爆発物等の輸送基準等を定める告示（国土交通省）の定める
臨床検体（カテゴリーB）輸送のための3重包装容器

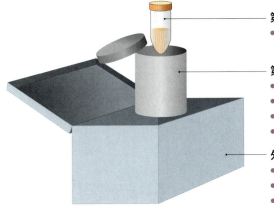

第一次容器
- 防漏型または粉末防漏型容器で高気密性（密閉性）

第二次容器
- 防漏型容器で高気密性（密閉性）
- 適切な緩衝材を用いて一次容器を保護
- 充分な吸収材を用いて漏洩防止
- ドライアイス同梱不可

外装容器
- 硬質な外装容器
- 適切な緩衝材を用いて二次容器を保護
- ドライアイス同梱可能（非密閉性）
- カテゴリーBのラベル表示（UN3373）

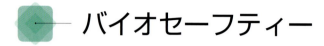
バイオセーフティー

32 感染性病原体を含むのは一部の症例であるとしても、バンキング実務等を行うことによって曝露の可能性が生じる場合は、実務者に対してリスクとなる。したがって、すべての試料はバイオハザードとして扱うべきである（L）。

33 バイオバンクの管理者等は、下記文書等を参照し、安全操作マニュアル等を策定し、全実務者がそれらを確実に理解できるよう配慮する（L）。

- 国立感染症研究所病原体等安全管理規程
- National Cancer Institute Best Practices for Biospecimen Resources（2016）
- WHO: Biorisk management; Laboratory biosecurity guidance（2006）
- OECD: Best practice Guidelines on Biosecurity for Biological Resource Centres（2007）

34 実務者等は安全操作マニュアル等をよく読み、これに従って業務を遂行しなければならない。さらに、管理者等は実務者に適切な実習を提供しなければならない（L）。

> 注：具体的には、実験室における一般的な安全管理措置に加え、<u>臨床現場におけるのと同様の予防措置</u>を求める。具体的には、作業中、手袋とフェースシールド等を着用し、手洗いを励行する。

> 注：特に病理医・病理に関わる臨床検査技師の感染リスクが高い結核の感染予防について充分配慮する。

35 飛沫やエアロゾルによって曝露する可能性がある場合は、国立感染症研究所病原体等安全管理規程に定める<u>バイオセーフティーレベル2</u>に準じ、試料の容器を開ける際、安全キャビネット内でこれを行う（L）。

36 バイオバンク等のすべての実務者が<u>B型肝炎ワクチン接種等</u>を受けられるようにし、曝露したすべての実務者が曝露後の検査を受け、経過観察され、追跡されるように取り計らわなければならない（L）。

試料の廃棄

37 試料提供者から研究利用への同意の撤回があるときなど、病理凍結組織を廃棄する必要がある場合には、手術等に伴って発生する病理廃棄物（摘出臓器、組織、郭清に伴う皮膚等）と同様に廃棄し、廃棄日・廃棄理由等を管理アプリケーション等に記録する。

第2部の根拠となる実証解析データ

実証データ ①
急速凍結までの時間・保管温度のゲノムDNAの品質に対する影響

- 同一症例手術検体の同一部位（非癌部）より採取した2～3mm角ほぼ等大の組織片において、急速凍結までの時間・保管温度を変えた後（#1～#7）、フェノール・クロロホルム法でゲノムDNAを抽出し、その品質を比較した。

- 比較する急速凍結までの処理方法は以下のとおり。
    - #1：摘出後速やかに液体窒素により急速凍結
    - #2：4℃ 3時間保管後液体窒素により急速凍結
    - #3：4℃ 6時間保管後液体窒素により急速凍結
    - #4：4℃ 24時間保管後液体窒素により急速凍結
    - #5：室温 3時間保管後液体窒素により急速凍結
    - #6：室温 6時間保管後液体窒素により急速凍結
    - #7：室温 24時間保管後液体窒素により急速凍結

- DNAの品質評価は、アガロースゲル電気泳動、2200 TapeStation システム（Agilent Technologies）によるDNA integrity number（DIN）測定、増幅長1,241 bpならびに2,823 bpのゲノムPCR反応により行った。

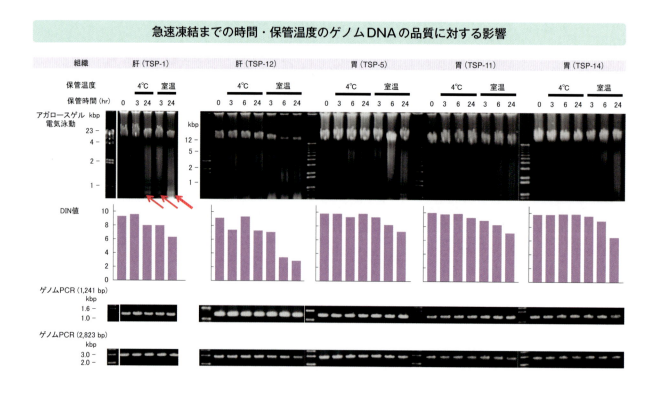

急速凍結までの時間・保管温度のゲノムDNAの品質に対する影響

肝（TSP-1）におけるDIN値測定

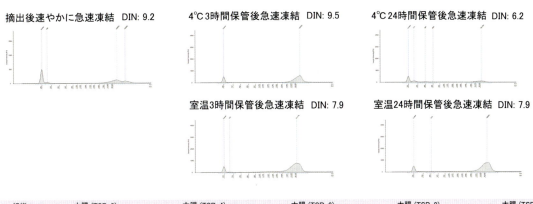

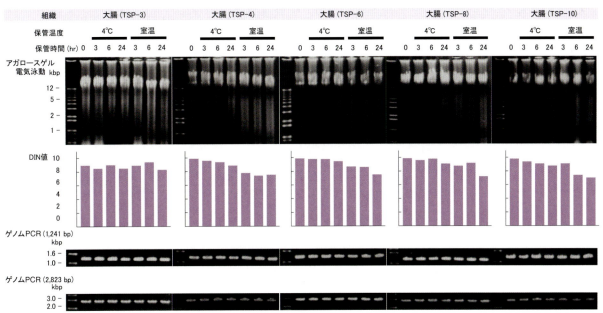

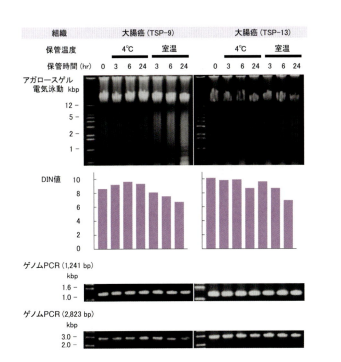

第2部の根拠となる実証解析データ

急速凍結までの時間・保管温度のゲノムDNAの品質に対する影響

	手技	解析数	収量（μg）	A_{260}/A_{280}	DIN 平均±標準偏差	DIN #1に対するP値（Welch-t検定）*
#1	摘出後速やかに液体窒素により急速凍結	12	190.0±104.0	1.87±0.03	9.5±0.5	—
#2	4℃3時間保管後液体窒素により急速凍結	12	206.5±173.2	1.88±0.04	9.2±0.7	0.350
#3	4℃6時間保管後液体窒素により急速凍結	11	196.0±90.3	1.87±0.03	9.4±0.3	0.749
#4	4℃24時間保管後液体窒素により急速凍結	12	197.1±117.5	1.87±0.03	8.8±0.7	<u>0.0162</u>
#5	室温3時間保管後液体窒素により急速凍結	12	195.2±106.0	1.89±0.02	8.5±0.8	<u>0.00165</u>
#6	室温6時間保管後液体窒素により急速凍結	11	164.8±174.2	1.88±0.05	7.8±1.6	<u>0.00277</u>
#7	室温24時間保管後液体窒素により急速凍結	12	192.8±105.6	1.88±0.03	6.6±1.3	<u>0.000000600</u>

＊$P<0.05$のとき下線を付した

- いずれの処理方法においても、2,800 bp程度のDNA断片のPCR増幅が可能であったが、肝TSP-1の4℃長時間保管ならびに室温保管においては、アガロースゲル上でゲノムDNAの剪断化を認める（図➡）。

- 肝TSP-1・TSP-12においては、急速凍結までの時間・保管温度の差異によるDIN値の低下が顕著である。

- DNAの品質には臓器による差異があることがうかがえる。消化管検体においては、肝に比して4℃長時間保管ならびに室温保管によるDNAの品質への影響が概して軽度である。

- ただし、検証した全検体における解析でも、4℃24時間保管ならびに室温保管によりDIN値の低下は有意であった（$P<0.05$）。

- 摘出後急速凍結までを可及的に速やかに行うべきであり、直ちに処理ができない場合も4℃短時間の保管で急速凍結を行うことが望まれる。

実証データ②➡p.65
- [実証データ①]の限りでは4℃6時間の保管を妨げるものではないが、[実証データ②]において4℃6時間で一部の臓器においてはRNAの品質低下が認められるので、4℃保管3時間程度を目安に急速凍結を行うべきと結論した。

実証データ ②

急速凍結までの時間・保管温度のRNAの品質に対する影響

- 同一症例手術検体の同一部位（非癌部）より採取した2～3mm角ほぼ等大の組織片において、急速凍結までの時間・保管温度を変えた後（#1～#7）、TRIzol（Thermo Fisher Scientific）により全RNAを抽出し、その品質を比較した。

- 比較する急速凍結までの処理方法は以下の通り。
  - ＃1：摘出後速やかに液体窒素により急速凍結
  - ＃2：4℃3時間保管後液体窒素により急速凍結
  - ＃3：4℃6時間保管後液体窒素により急速凍結
  - ＃4：4℃24時間保管後液体窒素により急速凍結
  - ＃5：室温3時間保管後液体窒素により急速凍結
  - ＃6：室温6時間保管後液体窒素により急速凍結
  - ＃7：室温24時間保管後液体窒素により急速凍結

- RNAの品質評価は、2100 Bioanalyzerシステム（Agilent Technologies）によるRNA integrity number（RIN）測定、増幅長994 bpの逆転写（RT）-PCR反応により行った。

急速凍結までの時間・保管温度のRNAの品質に対する影響

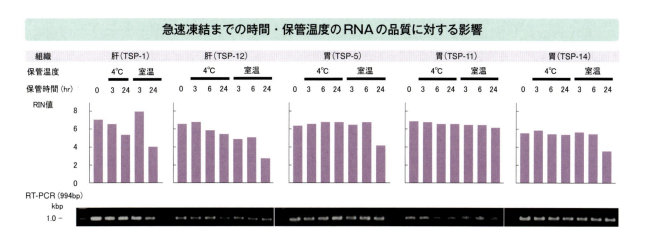

肝（TSP-1）におけるRIN値測定

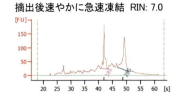

摘出後速やかに急速凍結　RIN: 7.0

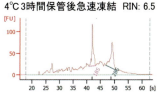

4℃3時間保管後急速凍結　RIN: 6.5

4℃24時間保管後急速凍結　RIN: 5.3

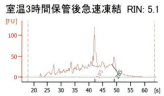

室温3時間保管後急速凍結　RIN: 5.1

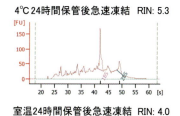

室温24時間保管後急速凍結　RIN: 4.0

第2部の根拠となる実証解析データ

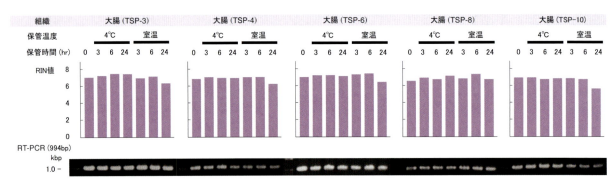

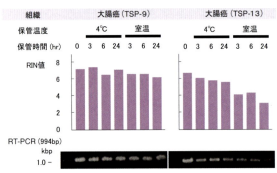

急速凍結までの時間・保管温度のRNAの品質に対する影響

	手技	解析数	収量（μg）	A_{260}/A_{280}	RIN 平均±標準偏差	RIN #1に対するP値（Welch-t検定）*
#1	摘出後速やかに液体窒素により急速凍結	12	118.3 ± 53.0	2.10 ± 0.07	6.7 ± 0.5	—
#2	4℃ 3時間保管後液体窒素により急速凍結	12	98.4 ± 49.0	2.13 ± 0.14	6.7 ± 0.5	0.759
#3	4℃ 6時間保管後液体窒素により急速凍結	11	91.5 ± 36.7	2.12 ± 0.06	6.5 ± 0.6	0.445
#4	4℃ 24時間保管後液体窒素により急速凍結	12	101.1 ± 41.0	2.10 ± 0.07	6.4 ± 0.8	0.359
#5	室温3時間保管後液体窒素により急速凍結	12	102.6 ± 47.8	2.11 ± 0.06	6.2 ± 1.0	0.129
#6	室温6時間保管後液体窒素により急速凍結	11	85.3 ± 45.1	2.12 ± 0.14	6.4 ± 1.0	0.353
#7	室温24時間保管後液体窒素により急速凍結	12	81.1 ± 42.7	2.11 ± 0.08	5.1 ± 1.5	<u>0.00312</u>

＊$P<0.05$のとき下線を付した

- RNAの品質には臓器による差異があることがうかがえる。検討した限りでは消化管、特に胃粘膜検体においては、肝に比して4℃長時間保管ならびに室温保管によるRNAの品質への影響が概して軽度である。

- このため、検証した全検体において解析すると、室温で長時間保管しない限りRIN値の低下は有意でない（$P<0.05$）。

- ただし、肝TSP-1・TSP-12においては、急速凍結までの時間・保管温度の差異によるRIN値の低下が顕著である。肝TSP-12・大腸TSP-9等において4℃保管6時間でRIN値の低下が開始している。

- 多様な臓器の検体の悉皆的収集を行う施設等にあっては、摘出後急速凍結までを可及的に速やかに行うべきであり、直ちに処理ができない場合も、4℃保管3時間以内で急速凍結を行うべきであると結論した。

実証データ ③

抽出手技のRNAの品質に対する影響

- 同一症例手術検体（種々の臓器）の同一部位（L1～7）より採取した7組の2～3 mm角ほぼ等大の組織片において、同一条件（-80℃）で保管後、異なる手技でRNAを抽出し、その品質を比較した。

- RNAの品質評価は、2200 TapeStation システム（Agilent Technologies）によるRIN測定により行った。

抽出手技のRNAの品質に対する影響

ビーズを用いた自動抽出装置

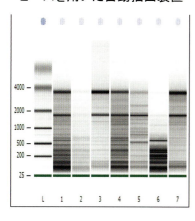

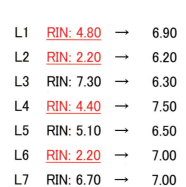

L1	RIN: 4.80	→	6.90
L2	RIN: 2.20	→	6.20
L3	RIN: 7.30	→	6.30
L4	RIN: 4.40	→	7.50
L5	RIN: 5.10	→	6.50
L6	RIN: 2.20	→	7.00
L7	RIN: 6.70	→	7.00

液体窒素中で粉砕

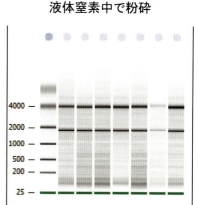

- 同一検体・同一保管条件でも、抽出手技により大きく異なる結果が得られた。自動抽出装置を用いている限りでは、実施可能な解析に制限のある低品質のRNAしか得られない検体L1、L2、L4、L6においても、融解させずに液体窒素中で粉砕することで高品質のRNAが得られた。

- 最終的に得られるRNAの品質は、バイオバンクの採取・保管条件よりも、提供を受けた研究者側の手技に依存する場合がある。バイオバンク業務従事者は、必要に応じて、適切に手技を選択するようバイオバンクユーザーである研究者に注意を喚起すべきである。また、RNAを自ら抽出して研究者に提供しようとするバイオバンクにおいては、適切な手技を選択しなければならない。

第2部の根拠となる実証解析データ

実証データ ④
核酸庇護剤のゲノムDNAの品質に対する影響

- 同一症例手術検体の同一部位（非癌部）より採取した2～3mm角ほぼ等大の組織片において、各種核酸庇護剤に浸漬して液体窒素中で一定期間保管後、フェノール・クロロホルム法でゲノムDNAを抽出し、その品質を比較した。

- 比較する処理方法は以下の通り。
  #1：摘出後速やかに核酸庇護剤を用いず液体窒素により急速凍結
  #8：摘出後速やかに核酸庇護剤Aに浸漬して液体窒素により急速凍結
  #9：摘出後速やかに核酸庇護剤Lに浸漬して液体窒素により急速凍結
  #10：摘出後速やかに核酸庇護剤Pに浸漬して液体窒素により急速凍結
  #11：摘出後速やかに核酸庇護剤Sに浸漬して液体窒素により急速凍結

- DNAの品質評価は、アガロースゲル電気泳動、2200 TapeStationシステム（Agilent Technologies）によるDIN測定、増幅長1,241 bpならびに2,823 bpのゲノムPCR反応により行った。

核酸庇護剤のゲノムDNAの品質に対する影響

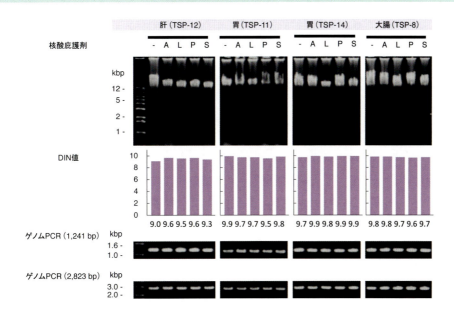

	手技	解析数	収量（μg）	A_{260}/A_{280}	RIN 平均±標準偏差	#1に対するP値（Welch-t検定）
#1	摘出後速やかに液体窒素により急速凍結	12	190.0 ± 104.0	1.87 ± 0.03	9.5 ± 0.5	―
#8	摘出後速やかに核酸庇護剤Aに浸漬して液体窒素により急速凍結	4	361.7 ± 186.6	1.90 ± 0.05	9.8 ± 0.1	0.0958
#9	摘出後速やかに核酸庇護剤Lに浸漬して液体窒素により急速凍結	4	197.9 ± 112.7	1.93 ± 0.06	9.7 ± 0.1	0.208
#10	摘出後速やかに核酸庇護剤Pに浸漬して液体窒素により急速凍結	4	308.0 ± 70.2	1.90 ± 0.07	9.7 ± 0.2	0.494
#11	摘出後速やかに核酸庇護剤Sに浸漬して液体窒素により急速凍結	4	304.8 ± 103.7	1.93 ± 0.06	9.7 ± 0.3	0.447

- 核酸庇護剤中で凍結した組織を核酸抽出手技に供した場合、DNAの品質は概して影響を受けない。

実証データ ⑤
核酸庇護剤のRNAの品質に対する影響

- 同一症例手術検体の同一部位（非癌部）より採取した2～3mm角ほぼ等大の組織片において、各種核酸庇護剤に浸漬して液体窒素中で一定期間保管後、TRIzol（Thermo Fisher Scientific）により全RNAを抽出し、その品質を比較した。

- 比較する処理方法は以下の通り。
  - #1：摘出後速やかに核酸庇護剤を用いず液体窒素により急速凍結
  - #8：摘出後速やかに核酸庇護剤Aに浸漬して液体窒素により急速凍結
  - #9：摘出後速やかに核酸庇護剤Lに浸漬して液体窒素により急速凍結
  - #10：摘出後速やかに核酸庇護剤Pに浸漬して液体窒素により急速凍結
  - #11：摘出後速やかに核酸庇護剤Sに浸漬して液体窒素により急速凍結

- RNAの品質評価は、2100 Bioanalyzerシステム（Agilent Technologies）によるRIN測定、増幅長994 bpのRT-PCR反応により行った。

核酸庇護剤のRNAの品質に対する影響

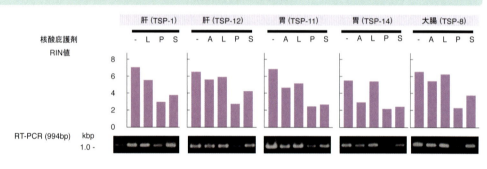

手技		解析数	収量（μg）	A_{260}/A_{280}	RIN 平均±標準偏差	RIN #1に対するP値（Welch-t検定）*
#1	摘出後速やかに液体窒素により急速凍結	12	190.0±104.0	1.87±0.03	9.5±0.5	—
#8	摘出後速やかに核酸庇護剤Aに浸漬して液体窒素により急速凍結	4	96.0±44.0	2.08±0.05	4.6±1.2	<u>0.0409</u>
#9	摘出後速やかに核酸庇護剤Lに浸漬して液体窒素により急速凍結	5	98.8±41.3	2.08±0.04	5.6±0.4	<u>0.000455</u>
#10	摘出後速やかに核酸庇護剤Pに浸漬して液体窒素により急速凍結	5	69.3±45.6	2.08±0.03	2.5±0.3	<u>0.00000000000852</u>
#11	摘出後速やかに核酸庇護剤Sに浸漬して液体窒素により急速凍結	5	88.1±37.5	2.07±0.05	3.3±0.8	<u>0.000233</u>

*$P<0.05$のとき下線を付した

- 核酸庇護剤の種別により、RNAに対する効果にはかなりのばらつきがある。

- 核酸庇護剤中で凍結した組織を核酸抽出手技に供した場合、核酸庇護剤を用いずに凍結した組織から核酸を抽出する場合に比して、核酸庇護剤の融解を待つ工程が増える等するため、抽出したRNAの品質がかえって低下する場合がある。

実証データ ⑥

凍結方法のゲノムDNAの品質に対する影響

- 同一症例手術検体の同一部位（非癌部）より採取した2～3mm角ほぼ等大の組織片において、凍結方法を変えて一定期間保管後、フェノール・クロロホルム法でゲノムDNAを抽出し、その品質を比較した。

- 比較する処理方法は以下の通り。
  #1：摘出後速やかに組織検体を収めたチューブを液体窒素に浸漬して急速凍結
  #12：摘出後速やかに組織検体を収めたチューブをドライアイス・アセトンに浸漬して凍結
  #13：摘出後速やかに組織検体を収めたチューブを超低温槽（-80℃）に凍結保管

- DNAの品質評価は、アガロースゲル電気泳動、2200 TapeStationシステム（Agilent Technologies）によるDIN測定、増幅長1,241 bpならびに2,823 bpのゲノムPCR反応により行った。

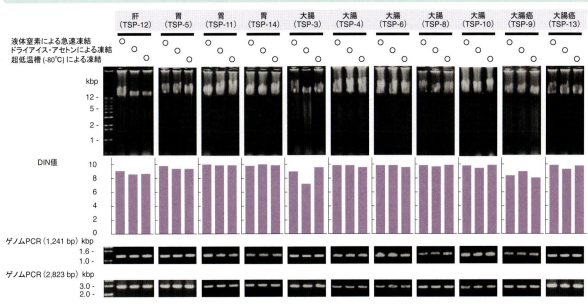

凍結方法のゲノムDNAの品質に対する影響

	手技	解析数	収量（μg）	A_{260}/A_{280}	RIN 平均±標準偏差	RIN #1に対するP値（Welch-t検定）
#1	摘出後速やかに液体窒素により急速凍結	12	190.0±104.0	1.87±0.03	9.5±0.5	—
#12	摘出後速やかにドライアイス・アセトンにより凍結	11	162.3±79.3	1.87±0.03	9.2±0.8	0.370
#13	摘出後速やかに超低温槽（-80℃）に凍結保管	11	158.1±65.8	1.89±0.04	9.4±0.6	0.866

- 液体窒素に替えてドライアイス・アセトン等で凍結を行った場合でも、解析に供するまでの保管期間が短期であれば、DNAの品質に顕著な影響はない。

第2部の根拠となる実証解析データ

実証データ ⑦
凍結方法のRNAの品質に対する影響

- 同一症例手術検体の同一部位（非癌部）より採取した2〜3mm角ほぼ等大の組織片において、凍結方法を変えて一定期間保管後、TRIzol（Thermo Fisher Scientific）により全RNAを抽出し、その品質を比較した。
- 比較する処理方法は以下の通り。
  #1：摘出後速やかに組織検体を収めたチューブを液体窒素に浸漬して急速凍結
  #12：摘出後速やかに組織検体を収めたチューブをドライアイス・アセトンに浸漬して凍結
  #13：摘出後速やかに組織検体を収めたチューブを超低温槽（-80℃）に凍結保管
- RNAの品質評価は、2100 Bioanalyzerシステム（Agilent Technologies）によるRIN測定、増幅長994 bpのRT-PCR反応により行った。

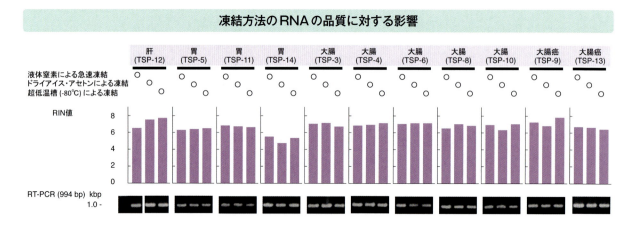

凍結方法のRNAの品質に対する影響

	手技	解析数	収量（μg）	A_{260}/A_{280}	RIN 平均±標準偏差	#1に対するP値（Welch-t検定）
#1	摘出後速やかに液体窒素により急速凍結	12	190.0±104.0	1.87±0.03	9.5±0.5	—
#12	摘出後速やかにドライアイス・アセトンにより凍結	11	77.9±45.5	2.11±0.07	6.6±0.7	0.881
#13	摘出後速やかに超低温槽（-80℃）に凍結保管	11	87.3±53.0	2.10±0.08	6.8±0.7	0.577

- 液体窒素に替えてドライアイス・アセトン等で凍結を行った場合でも、解析に供するまでの保管期間が短期であれば、RNAの品質に顕著な影響はない。

実証データ ⑧

長期保管温度のゲノム DNA の品質に対する影響

- 超低温槽（−80℃）ならびに液体窒素保存容器（−180℃）において長期保管した検体から、ZR-Duet DNA/RNA MiniPrep（Zymo Research）ならびにフェノール・クロロホルム法でゲノム DNA を抽出し、アガロースゲル電気泳動、増幅長 1,241 bp ならびに 2,823 bp のゲノム PCR 反応により DNA の品質評価を行った。

長期保管温度のゲノム DNA の品質に対する影響

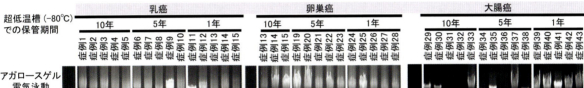
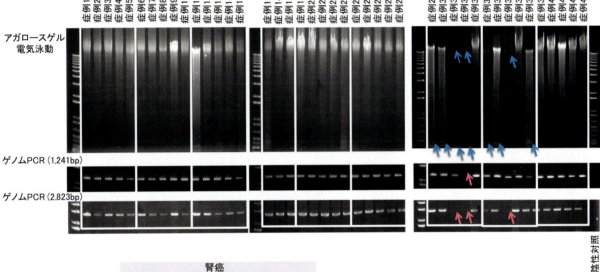
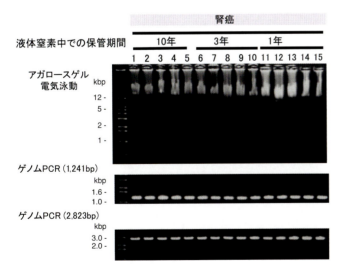

- 超低温槽（−80℃）における長期保管（5〜10 年）を行った一部の検体で、高分子量 DNA を表すバンドが消失してゲノム DNA の剪断化を認め（→）、増幅長 1,241 bp ないし 2,823 bp の PCR で増幅が見られない（→）。

- これに対し液体窒素における長期保管では、同様の剪断化ならびにPCR failureはまれである。
- −80℃保管によりDNAの品質が低下する可能性が考慮されるので、特に長期に保管した検体を用いようとする場合は、核酸の品質を充分検証してから解析を行うことが望ましい。

実証データ ⑨

長期保管温度のRNAの品質に対する影響

- 超低温槽（−80℃）ならびに液体窒素保存容器（−180℃）において長期保管した検体からZR-Duet DNA/RNA MiniPrep（Zymo Research）ならびにTRIzol（Thermo Fisher Scientific）により全RNAを抽出し、2100 Bioanalyzerシステム（Agilent Technologies）によるRIN測定、増幅長994 bpのRT-PCR反応によりRNAの品質評価を行った。

長期保管温度のRNAの品質に対する影響

（乳癌・卵巣癌・大腸癌の各症例について、−80℃で10年・5年・1年保管した検体のRT-PCR（994 bp）電気泳動像）

- 超低温槽（−80℃）における長期保管（10年）を行った一部の検体で、増幅長994 bpのRT-PCRで増幅が見られない（→）。これに対し液体窒素における長期保管では、同様のPCR failureはまれである。

長期保管温度のRNAの品質に対する影響

保管温度	臓器	保管期間	解析数	RIN値 平均±標準偏差	保存期間1年に対するP値（Welch-t検定）*
−80℃	乳腺	1年	5	8.0±0.5	―
		5年	5	7.9±0.4	0.793
		10年	5	5.0±2.9	0.0875
	卵巣	1年	5	7.3±0.6	―
		5年	5	6.8±2.2	0.620
		10年	3	5.4±3.4	0.419
	大腸	1年	5	7.9±1.0	―
		5年	5	6.2±2.0	0.127
		10年	5	4.4±2.3	<u>0.0253</u>
−180℃	腎	1年	11	7.4±1.9	―
		5年	2	7.1	0.860
		10年	12	6.8±0.8	0.444

*$P<0.05$のとき下線を付した

- 同一症例から得られた検体の比較ではないが、超低温槽（−80℃）における長期保管（10年）を行った検体ではRIN値が低い傾向を認めた。液体窒素（−180℃）における長期保管では、同様の傾向を認めない。

- −80℃保管によりRNAの品質が低下する可能性が考慮されるので、特に長期に保管した検体を用いようとする場合は、核酸の品質を充分検証してから解析を行うことが望ましい。

第2部の根拠となる実証解析データ

実証データ ⑩
超低温槽（-80℃）における保管のタンパク質の品質に対する影響

- 超低温槽（-80℃）において最大2年間保管した肝臓組織に、組織1g当たり3mLのプロテアーゼインヒビターを含むRIPA bufferを加え組織の分散・破砕を行った。さらにサンプルを常法によりゲル化、洗浄、脱水、還元処理、トリプシン消化後、liquid chromatography-electrospray ionization-quadrupole-time of flight mass spectrometry（LC/ESI-QTOF MS）によるプロテオーム解析を行った。

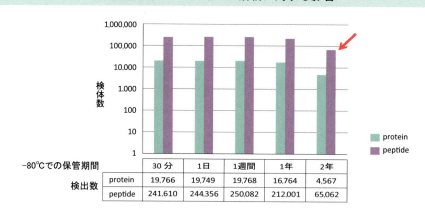

長期保管のプロテオーム解析に対する影響

-80℃での保管期間	30分	1日	1週間	1年	2年
protein	19,766	19,749	19,768	16,764	4,567
peptide	241,610	244,356	250,082	212,001	65,062

- -80℃保管で2年以上経過すると、検出タンパク質数・ペプチド数が減少することがわかった（→）。

- これに対し液体窒素における長期保管では、同様のプロテオーム解析の障害はまれである。

- -80℃保管によりタンパク質の品質が低下する可能性が考慮されるので、特に長期に保管した検体を用いようとする場合は、タンパク質の品質を充分検証してから解析を行うことが望ましい。

実証データ ⑪
OCT包埋標本より抽出したRNAの品質

- 胆道癌連続手術検体よりOCT包埋標本を作製して超低温槽（-80℃）に長期保管し、薄切して常法により全RNAを抽出し、2100 Bioanalyzerシステム（Agilent Technologies）によりRIN値を測定した。

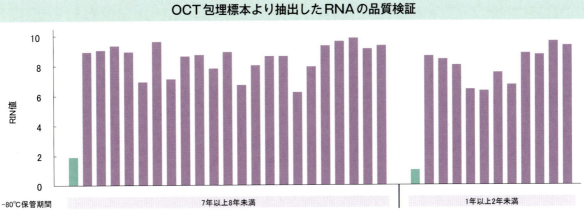

OCT包埋標本より抽出したRNAの品質検証

■：乾燥等により極端に品質が低い検体（保管期間が短くても、乾燥等の影響で出現する）
■：極端に品質が低い検体を排除し、RIN値6.0以上の検体を以後の解析に供した

- 同一保管期間であっても、極端にRIN値の低い検体が散見され（■）、超低温槽内での乾燥等の影響と考えられた。パラフィルム等で厳重に包装し密閉性の高い容器に収納する等、OCT包埋標本の乾燥を防ぐことが肝要と考えられた。

- 乾燥した標本等を回避し、RIN値6.0以上の215検体を以後の解析に供した。解析に供した215検体に限ってみると、保管期間とRNAの品質の関係は以下の通り。

OCT包埋標本の超低温槽（-80℃）における保管期間とRNAの品質

保管期間	解析数	A_{260}/A_{280}	RIN値 平均±標準偏差	保存期間1年未満に対するP値（Welch-t検定）
1年未満	18	2.05±0.06	8.1±0.5	—
1年以上2年未満	11	2.03±0.16	8.0±1.2	0.789
2年以上3年未満	20	2.11±0.13	8.5±0.8	0.0848
3年以上4年未満	21	2.04±0.11	8.4±0.9	0.291
4年以上5年未満	13	2.05±0.22	8.6±0.9	0.0752
5年以上6年未満	27	2.05±0.08	8.0±1.1	0.534
6年以上7年未満	26	2.04±0.08	8.5±0.9	0.0957
7年以上8年未満	22	2.08±0.07	8.5±1.0	0.148
8年以上9年未満	21	2.06±0.07	7.9±0.9	0.396
9年以上10年未満	30	2.07±0.07	8.0±1.0	0.507

- 乾燥等により極端にRIN値の低い検体を回避すれば、良好な品質のRNAを抽出することができ、超低温槽（-80℃）における長期保管によっても顕著な品質の低下は見られない。

第2部の根拠となる実証解析データ

実証データ ⑫
at a glance の病変細胞（癌細胞）含有率評価の意義

- 非小細胞肺癌10検体のHE染色標本において、病理医が低倍率at a glanceで10%未満、10%以上20%未満、以後10%ごとというように癌細胞含有率を評価した。同一標本より抽出したゲノムDNAを用いTruSeq Amplicon Cancer Panel（Illumina）を用いて得られたリード深度と変異アリル頻度の解釈に、at a glanceで評価した癌細胞含有率データが有用であった例を示す。

at a glance の病変細胞（癌細胞）含有率評価にもとづくシークエンス結果の解釈

アンプリコンシークエンシング		病理医のat a glanceの評価による腫瘍細胞の割合（%）	結果の解釈
リード深度	変異アリル頻度（%）		
45989	48.76	90	癌細胞含有率×0.5＝変異アリル頻度 →片アリルに変異か？
3560	50.22	80	癌細胞含有率×0.5＝変異アリル頻度 →片アリルに変異か？
2321	59.11	80	癌細胞含有率×0.5＝変異アリル頻度 →片アリルに変異か？
17684	53.15	90	癌細胞含有率×0.5＝変異アリル頻度 →片アリルに変異か？
6309	3.53	10	癌細胞含有率×0.5＝変異アリル頻度 →片アリルに変異か？
5113	54.57	30	癌細胞含有率から想定される変異アリル頻度と異なり概ね50% →ヘテロ接合体あるいは生殖細胞系列変異
133	11.28	80	変異アリル頻度と癌細胞含有率が合わない →リード深度も浅くアーティファクトかあるいはheterogeneity
5279	83.16	80	癌細胞含有率＝変異アリル頻度 →両アリルに変異か？
8335	51.22	20	癌細胞含有率から想定される変異アリル頻度と異なり概ね50% →ヘテロ接合体あるいは生殖細胞系列変異
14506	9.27	80	変異アリル頻度と癌細胞含有率が合わない →heterogeneityか？

- 癌細胞数・全細胞数をカウンターを用いて計測することなく、低倍率at a glanceで評価しても充分有益な知見が得られる場合がある。

実証データ ⑬

検体輸送方法のゲノムDNAの品質に対する影響

- 同一症例手術検体の同一部位（非癌部）より採取した2～3mm角ほぼ等大の組織片を、速やかに液体窒素により急速凍結し液体窒素中に一定期間保管した後、輸送方法を変えて検体を輸送し、フェノール・クロロホルム法によりゲノムDNAを抽出して、その品質を比較した。

- 比較する処理方法は以下の通り。
    - ＃1：摘出後速やかに液体窒素により急速凍結、輸送なし
    - ＃14：摘出後速やかに液体窒素により急速凍結、−80℃等の温度保持を保証し温度記録用のチップを内蔵した移送容器等を用いる専門運送業者により2日間輸送
    - ＃15：摘出後速やかに液体窒素により急速凍結、ドライアイスを充填した発泡スチロール容器を用いて宅配便により2日間輸送

- ゲノムDNAの抽出ならびに品質評価は同一実験室で同一実験者が行った。DNAの品質評価は、アガロースゲル電気泳動、2200 TapeStationシステム（Agilent Technologies）によるDIN測定、増幅長1,241 bpならびに2,823 bpのゲノムPCR反応により行った。

検体輸送方法のゲノムDNAの品質に対する影響

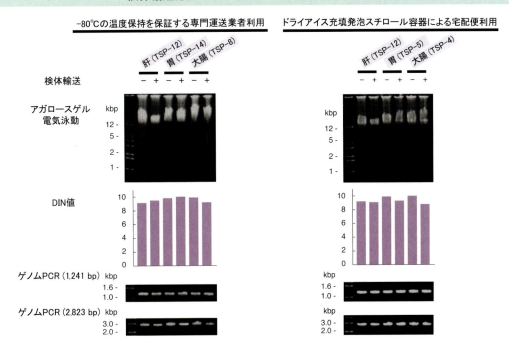

第2部の根拠となる実証解析データ

検体輸送方法のゲノムDNAの品質に対する影響

手技		解析数	収量（μg）	A_{260}/A_{280}	DIN 平均±標準偏差	DIN #1に対するP値（Welch-t検定）
#1	摘出後速やかに液体窒素により急速凍結、輸送なし	12	190.0 ± 104.0	1.87 ± 0.03	9.5 ± 0.5	―
#14	摘出後速やかに液体窒素により急速凍結、−80℃を保持して2日間輸送	3	260.7 ± 119.2	1.89 ± 0.03	9.5 ± 0.4	1.00
#15	摘出後速やかに液体窒素により急速凍結、ドライアイス充填発泡スチロール容器を用いて宅配便により2日間輸送	3	269.7 ± 157.5	1.92 ± 0.02	8.9 ± 0.3	0.0705

- 輸送前の採取・保管方法が適切であれば、検体輸送方法はゲノムDNAの品質に顕著な影響を与えない。

実証データ ⑭

検体輸送方法のRNAの品質に対する影響

- 同一症例手術検体の同一部位（非癌部）より採取した2～3mm角ほぼ等大の組織片を、速やかに液体窒素により急速凍結し液体窒素中に一定期間保管した後、輸送方法を変えて検体を輸送し、TRIzol（Thermo Fisher Scientific）により全RNAを抽出し、その品質を比較した。

- 比較する処理方法は以下の通り。
    - #1：摘出後速やかに液体窒素により急速凍結、輸送なし
    - #14：摘出後速やかに液体窒素により急速凍結、−80℃等の温度保持を保証し温度記録用のチップを内蔵した移送容器等を用いる専門運送業者により2日間輸送
    - #15：摘出後速やかに液体窒素により急速凍結、ドライアイスを充填した発泡スチロール容器を用いて宅配便により2日間輸送

- 全RNAの抽出ならびに品質評価は同一実験室で同一実験者が行った。RNA品質評価は、2100 Bioanalyzerシステム（Agilent Technologies）によるRIN測定、増幅長994 bpのRT-PCR反応により行った。

検体輸送方法のRNAの品質に対する影響

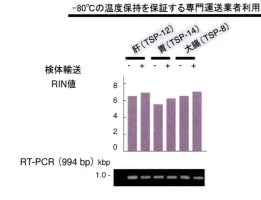
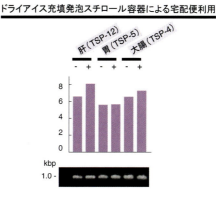

検体輸送方法のRNAの品質に対する影響

手技		解析数	収量（μg）	A_{260}/A_{280}	RIN 平均±標準偏差	#1に対するP値（Welch-t検定）
#1	摘出後速やかに液体窒素により急速凍結、輸送なし	12	190.0±104.0	1.87±0.03	9.5±0.5	—
#14	摘出後速やかに液体窒素により急速凍結、−80℃を保持して2日間輸送	3	123.9±18.1	2.10±0.01	6.7±0.4	0.955
#15	摘出後速やかに液体窒素により急速凍結、ドライアイス充填発泡スチロール容器を用いて宅配便により2日間輸送	3	36.6±38.8	2.07±0.03	6.9±1.2	0.759

- 輸送前の採取・保管方法が適切であれば、検体輸送方法はRNAの品質に顕著な影響を与えない。

第2部の根拠となる実証解析データ

参考データ ①

本規程にEならびにAで示した手技を用いて採取・保管した組織検体におけるゲノム解析例

- 腎淡明細胞癌101症例の腎摘除術標本の癌部・非癌部より採取し液体窒素中に保管した全202組織検体において、SureSelect Human All Exon capture（Agilent Technologies）により次世代シークエンサー HiSeq 2000 platform（Illumina）を用いて全エクソーム解析を行った。

次世代シークエンサーを用いた全エクソーム解析・SNPアレイ解析・サンガーシークエンシングの例

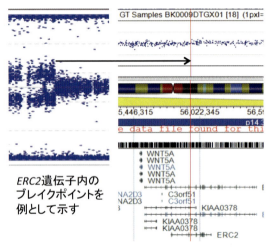

HumanOmni1-Quad BeadChip（Illumina）による Bアリル頻度プロット（Illumina GenomeStudio ソフトウエアのゲノムビューワーによる）

*ERC2*遺伝子内のブレイクポイントを例として示す

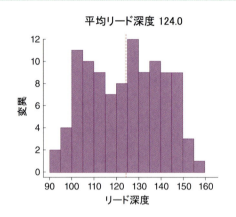

平均リード深度 124.0

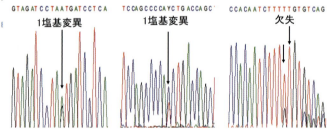

アミノ酸置換を伴う1塩基変異・欠失挿入型変異のサンガーシークエンスによるtechnical verification（偽陽性率1%）

- のべ3,828遺伝子の1塩基変異とのべ537遺伝子の欠失・挿入型変異を検出した（合計3,455遺伝子に変異が見られた）。

- COSMIC database（http://cancer.sanger.ac.uk/cosmic/）に記載のない、666の新規遺伝子変異を同定し得た。

- COSMIC databaseにすでに記載のある3,662遺伝子の中に、本コホートにおける変異頻度がCOSMIC databaseに記載された変異頻度と10%以上異なる遺伝子は存在しなかった。

- 本規程にEならびにAで示した手技を用いて採取・保管した組織検体を用い、信頼性の高い解析を実施することができ、また新規知見を得ることができる。
（Int J Cancer 137: 2589, 2015; Int J Cancer 135: 1330, 2014）

参考データ ②

本規程にEならびにAで示した手技を用いて採取・保管した組織検体におけるエピゲノム解析例

- 腎淡明細胞癌109症例・肺腺癌191症例・胃癌120症例等の癌部・非癌部より採取し液体窒素中に保管した全903組織検体において、Infinium HumanMethylation27あるいはInfinium HumanMethylation450 Bead Chip（Illumina）を用いて、ゲノム網羅的DNAメチル化解析を実施した。

エピゲノム（Infiniumアレイ）解析の再現性・技術的検証・保管期間の影響

【Infiniumアレイ解析：1塩基解像度のDNAメチル化スクリーニング法】

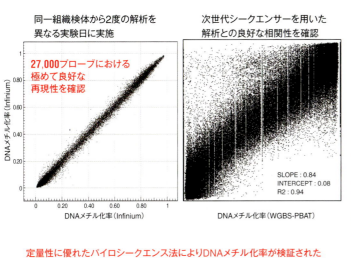

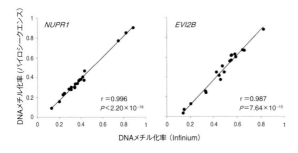

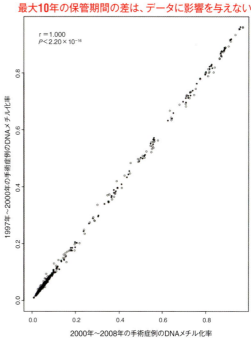

環境要因や年齢の影響を受けにくく、正常であればDNAメチル化率が一定であるプローブを選び、液体窒素中での保管期間の異なる2群の正常肺組織においてDNAメチル化率を比較

- Infinium解析の再現性・信頼性が示され、長期保管がエピゲノムデータに影響を与えないことがゲノム網羅的解析で検証された。

- 腎癌・肺癌・胃癌それぞれにおいて、発癌要因や臨床病理像とよく相関する症例の層別化・病態診断マーカー開発・エピゲノム異常で発現制御される治療標的候補同定に到った。一部の知見に関しては、実用化に向けて特許の国際公開等を行っている（US 61/646044、PCT/JP2013/62650、WO2013/168644A1、特願2014-514703、US 14/399591、EP 13787593.6、CN 201380036415.8、KR 10-2014-7032254等）。

第 2 部の根拠となる実証解析データ

- 本規程にEならびにAで示した手技を用いて採取・保管した組織検体を用い、信頼性の高い解析を実施することができ、また新規知見を得ることができる。
 (Int J Cancer 137: 2589-2606, 2015; Carcinogenesis 36: 509-520, 2015; Oncol Rep 34: 1137-1145, 2015; Front Genetics 5: 24, 2014; Int J Cancer 135: 1330-1342, 2014; Int J Cancer 135: 319-334, 2014; PLoS One 8: e59444, 2013; Carcinogenesis 33: 1487-1493, 2012等)

参考データ ③

本規程にEならびにAで示した手技を用いて採取・保管した組織検体におけるトランスクリプトーム解析例

- 腎淡明細胞癌68症例の腎摘除術標本の癌部・非癌部より採取し液体窒素中に保管した検体において、mRNA-Seq Sample Prep Kit あるいは TruSeq RNA Sample Prep Kit（Illumina）により、次世代シークエンサー HiSeq 2000 platform（Illumina）を用いてRNA-シークエンシングを行った。

次世代シークエンサーを用いたRNA-シークエンシングの例

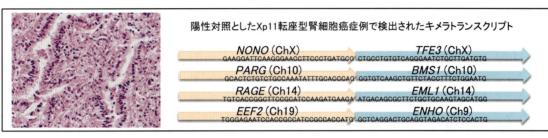

陽性対照としたXp11転座型腎細胞癌症例で検出されたキメラトランスクリプト

腎淡明細胞癌68症例において、合計26個の新規キメラ転写物を同定

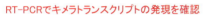

RT-PCRでキメラトランスクリプトの発現を確認　　サンガーシークエンスによる技術的検証

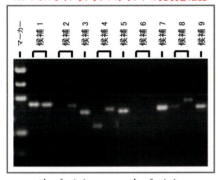

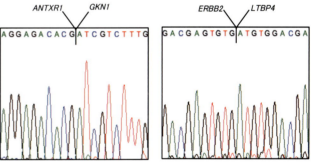

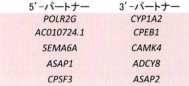

同一症例のDNAを用いてゲノムブレイクポイントを決定

5'-パートナー	3'-パートナー	
POLR2G	CYP1A2	TAGTCTCTCGGAAGATCTGGGTTGGGTTCT | GAGAATTGCTTGAACTCTGGAGGTAGAGGC
AC010724.1	CPEB1	GAGATTATTGAAGTAGATCCTGACACTAAG | GAAATTGGCTCCTCTCTTGTAACTTCTGCC
SEMA6A	CAMK4	CGTAAGAAATTTGGTACATAAGCTGGTATT | TTAATCCAATTCATCCAAATTATTCTATCG
ASAP1	ADCY8	GGCAGACAACGATGACGAGCTCACATTCAT | TGCAAAGTTTCTCAATAGAGAGTGCTCT
CPSF3	ASAP2	ACCCTGTCACCCAGGCTGGAGTGTGGTGGC | ACAATCATGGCTCACTGCAGCCTCCAACTC

- 陽性対照としたXp11転座型腎細胞癌において、すでに報告されているTFE3を含むキメラトランスクリプトが確かに確認され、加えて新規のキメラトランスクリプトも検出された。

- 腎淡明細胞癌68症例において、合計26個の新規キメラ転写物を同定し、ゲノムブレイクポイントを確認して、キメラ転写物生成の臨床病理学的意義を明らかにした。

- 本規程にEならびにAで示した手技を用いて採取・保管した組織検体を用い、信頼性の高い解析を実施することができ、また新規知見を得ることができる。

（Gene Chrom Cancer 53: 1018, 2014）

第2部の根拠となる実証解析データ

参考データ ④

本規程にEならびにAで示した手技を用いて採取・保管した組織検体におけるプロテオーム解析例

- 腎淡明細胞癌25症例の腎摘除術標本の癌部・非癌部より採取し液体窒素中に保管した検体において、メタノール固定トリプシン消化した後、質量分析計（TripleTOF5600（AB Sciex））で獲得した質量データを2DICAL*により解析した。

  ＊ 2DICALは国立がん研究センターが独自開発したプロテオーム解析システムで、液体クロマトグラフィー質量分析計（LCMS）計測で得られるスペクトルを結合し、解析対象物質を質量電荷比、保持時間の2軸の座標で認識し、多数症例間での対照比較を可能とした。

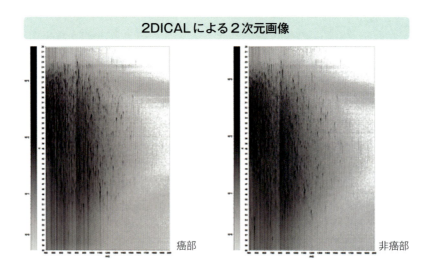

2DICALによる2次元画像

癌部　　非癌部

癌部・非癌部で差の見られたピーク

iID	iScore	Expect	Sequence
LDHA_HUMAN	104.33	3.5E-9	VTLTSEEEAR
LDHA_HUMAN	47.05	2.8E-4	FIIPNVVK
GATM_HUMAN	96.43	3.2E-8	TPDFESTGLYSAMPR
VIME_HUMAN	67.55	2.7E-5	DGQVINETSQHHDDLE

赤：癌部
青：非癌部

解糖系で変動した酵素群

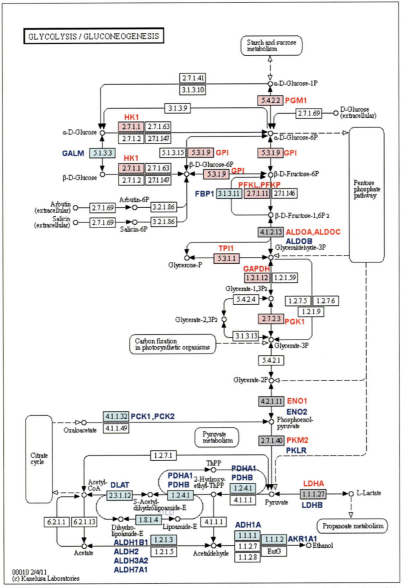

赤：癌部で増加　　水色：癌部で減少

- 長期間保存された検体から、プロテオーム解析に必要な情報が得られた。
- 癌部、非癌部の比較において、予想されるタンパク質の変動が確認されたのみならず、新規の変動タンパク質を発見することが可能であった。
- 解析されたプロテオーム情報をネットワーク解析に供することができた。
- 本規程にEならびにAで示した手技による組織検体で、信頼性の高いプロテオーム解析を実施することができた。
(Int J Cancer 137: 2589, 2015; Int J Proteomics 897412, 2012)

第2部の根拠となる実証解析データ

参考データ ⑤

本規程にEならびにAで示した手技を用いて採取・保管した組織検体における多層オミックス解析例

● 腎癌・肺癌・胃癌・乳癌・小児白血病・アレルギー疾患・てんかん・肥満症・非アルコール性脂肪性肝炎（NASH）・拡張型心筋症・大動脈瘤・脊柱管狭窄症等の組織検体を用いて、ゲノム・エピゲノム・トランスクリプトーム・プロテオーム・メタボローム解析を実施し、結果を「多層的疾患オミックス解析統合データベース」（https://gemdbj.ncc.go.jp/omics/）より公開開始した（独立行政法人医薬基盤研究所先駆的医薬品・医療機器研究発掘支援事業による「多層的オミックス解析による創薬標的の網羅的探索を目指した研究」）。

多層的疾患オミックス統合データベース

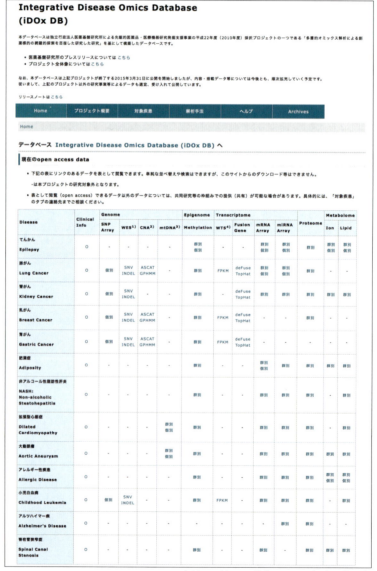

https://gemdbj.ncc.go.jp/omics/

iDOx DB のゲノム系ビューワーとパスウェイ系ビューワー

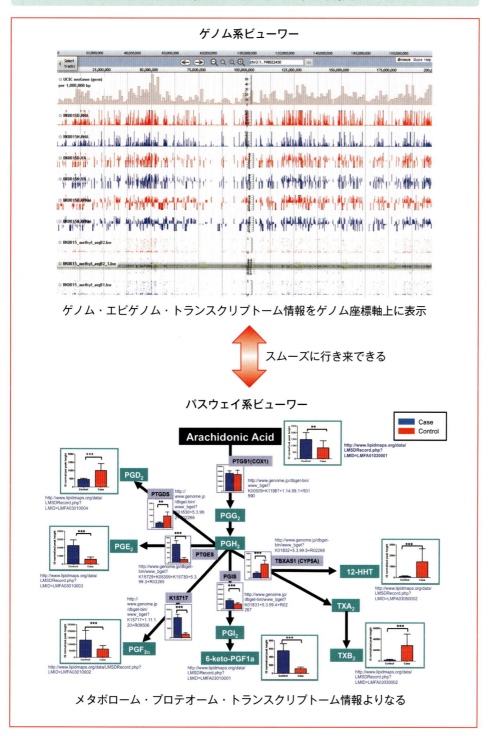

- 13疾患・最大5層のオミックス情報を備えたデータベースは世界的にも稀少である。
- 本規程で推奨する手順で組織検体を扱うことにより、多数検体においても均質なデータが得られ、大規模なデータベースも構築可能である。

第3部

ホルマリン固定パラフィン包埋標本の適切な作製・保管方法

　DNA・RNA・タンパク質等の変性を最小限にし、高い品質を保持して長期の保管を可能にし、将来にわたって広汎な解析に供せるよう汎用性を最大にすることを目指し、ルーチンの病理診断に加え、ゲノム研究等にも供し得るホルマリン固定パラフィン包埋標本の適切な作製方法を以下に定める。

　手術検体・生検検体のホルマリン固定パラフィン包埋標本は、主としてルーチンの病理診断のために作製される。特に研究に供する目的でルーチンとは別にパラフィン包埋標本を作製する施設においても、手術検体の固定・切り出し等の工程はルーチンの取り扱いと不可分である。よって、各施設において病理診断のためにホルマリン固定パラフィン包埋標本を作製する常法を尊重する一方で、可能な限り本規程の推奨する事項を盛り込むことを求める。

凡例

(E)：(A) よりもさらに高い品質等が期待できる場合があるが、作業量が過大である等のため、必須とは言いがたい事項
(A)：推奨される事項
(B)：(A) が実施不可能である場合に次に推奨される事項
(N)：回避すべき事項
(L)：法令等により規定されている事項

摘出から固定まで

1 摘出後は可及的に速やかに固定液に浸漬し、固定を行う（A）。

2 直ちに固定の行えない施設にあっても、摘出臓器は冷蔵庫（4℃）等に保管し、3時間程度以内に固定を行うことが望ましい（B）。［実証データ ①］

…… 実証データ ① ➡ p.96

> 注：摘出臓器を30分以上室温で保持することは極力回避する（N）。

3 固定不良は回避しなければならない（N）。

> 注：固定不良はDNA・RNA・タンパク質の質を極端に低下させる。

> 注：一般的な固定液であるホルマリンの浸透速度は1mm/時間程度であることを考慮し、必要な固定時間を確保する必要がある。固定前に、切り出しまでに充分な固定が行える程度の厚みまで、適切に入割することが必要である（A）。

固定液の濃度と種類

実証データ①➡ p.96
実証データ②➡ p.97

4 非緩衝（酸性ホルマリン溶液）ではなく、中性緩衝ホルマリン溶液を固定に用いることが望ましい（A）。[実証データ ①・②]

実証データ①➡ p.96
実証データ②➡ p.97

5 DNAを抽出して遺伝子変異解析を行うこと等を主眼に考える場合は、20％ホルマリン（7％ホルムアルデヒド）よりも、10％ホルマリン（3.5％ホルムアルデヒド）を固定に用いることが望ましい（A）。[実証データ ①・②]

注：ただし、RNAを用いた解析のためには、20％ホルマリン（7％ホルムアルデヒド）を用いる等して、DNAを用いた解析の至適条件に比してより充分な固定を行う方が、恐らくRNaseが完全に失活する等するため、良好な解析結果が得られる場合がある。[実証データ ③]

実証データ③➡ p.98

したがって、試料利活用研究の目的に応じて、固定条件を選択すべきである。

注：ホルマリンを含まない組織固定液が複数種開発され、市販されている。組織学的観察に充分耐え [実証データ ④]、核酸・タンパク質等の保存にすぐれることが確認されている市販品もある。

実証データ④➡ p.99

実証データ⑤➡ p.101
実証データ⑥➡ p.102

[実証データ ⑤・⑥]

なお、ホルマリンを含まない組織固定液を用いる場合も、RNAの解析のためには、DNAの解析の至適条件に比してより充分な固定を行う方が、良好な解析結果が得られる場合がある。

実証データ⑦➡ p.103

[実証データ ⑦]

作業量は過大となるが、ホルマリンを混入させずに稼働可能な標本作製装置を有する等し、関係者の合意が得られた施設においては、研究に供する目的で、ルーチンのホルマリン固定パラフィン包埋標本とは別に、ホルマリンを含まない組織固定液で固定したパラフィン包埋標本を作製することも推奨される（E）。

凡例　(E)：(A)よりもさらに高い品質等が期待できる場合があるが、作業量が過大である等のため、必須とは言いがたい事項　　(A)：推奨される事項
　　　(B)：(A)が実施不可能である場合に次に推奨される事項　　(N)：回避すべき事項　　(L)：法令等により規定されている事項

固定時間

6 **過固定を回避**し、こまめに切り出しを行うことが望ましい**（A）**。手術の翌日（24時間以内）に切り出しを行うことが最も望ましいが**（E）**、術後3日以内であれば核酸等のかなり良好な保持が期待できる**（A）**。[**実証データ** ①・②・③・⑧]

　　注：1週間を超えるホルマリン固定は回避することが望ましい**（N）**。
　　　　[**実証データ** ⑧・⑨]

　　　実証データ ① ➡ p.96
　　　実証データ ② ➡ p.97
　　　実証データ ③ ➡ p.98
　　　実証データ ⑧ ➡ p.104
　　　実証データ ⑨ ➡ p.106

未染標本の取扱い

実証データ⑩ ⇒ p.107

7 一般に、未染標本からの核酸抽出は薄切後可及的に速やかに行うことが推奨され、研究の必要から一定期間未染標本を保存する際には4℃に保管すべきとも考えられている。ただし、極端に長期間でなければ、室温に保管しても核酸の品質には概して影響を与えない。[実証データ ⑩]

実証データ⑩ ⇒ p.107

8 未染標本のパラフィンコートを行う施設が少なくない。未染標本表面のパラフィンコートにより、塵埃や物理的損傷を軽減できるが、核酸の品質には概して影響を与えない。[実証データ ⑩]

注：未染標本をパラフィンコートした場合、解析時には厳重に脱パラフィンを行う必要が生じる。[実証データ ⑩]

実証データ⑪ ⇒ p.109

注：未染標本をパラフィンコートしなくても、免疫組織化学的検討に特段の支障がない場合がある。[実証データ ⑪]

9 研究の必要から一定期間未染標本を保存する際には、直射日光への曝露等極端な悪条件は避けるべきである（N）。

凡例 （E）：（A）よりもさらに高い品質等が期待できる場合があるが、作業量が過大である等のため、必須とは言いがたい事項　　（A）：推奨される事項
（B）：（A）が実施不可能である場合に次に推奨される事項　　（N）：回避すべき事項　　（L）：法令等により規定されている事項

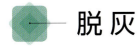脱灰

10 硬組織を含む検体をゲノム研究に供する可能性がある場合には、急速脱灰（Plank-Rychlo法）を回避し**(N)**、EDTAによる緩徐脱灰を行うべきである**(A)**。［実証データ ⑫］

…… 実証データ ⑫ ➡ p.111

第3部の根拠となる実証解析データ

実証データ ①

固定までの時間・固定時間・ホルマリンの種類と濃度のDNAの品質に対する影響

- 多施設共同研究に参画する15施設において、ルーチンの病理標本作製業務における、平均的な手術検体の固定までの時間・固定時間・ホルマリンの種類と濃度に関する聞き取り調査を行った。

- 上記15施設で作製したホルマリン固定パラフィン包埋標本を用い、TruSight Tumor（Illumina）によるDNAの品質検証として、リアルタイムPCR法により対照DNAとの間のΔCT値を測定した（ΔCT＜4であれば、次世代シークエンサーによる癌関連遺伝子の変異検索のためのライブラリ作成が可能と期待される）。

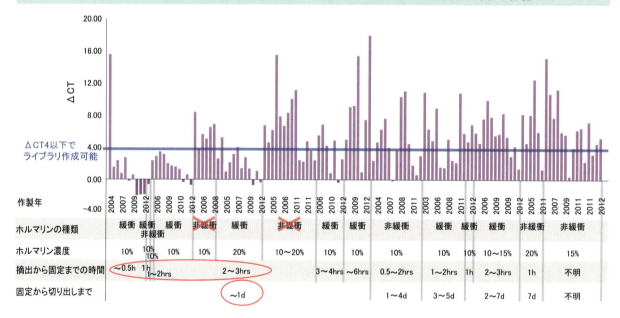

固定までの時間・固定時間・ホルマリンの種類と濃度のDNAの品質に対する影響

- 複数施設でのルーチンの病理標本作製業務に基づく知見で、摘出後10％緩衝ホルマリンで速やかに（3時間以内程度を目安に）固定し、翌日に切り出しを行うことが望ましいと考えられた **(A)**。

凡例　**(E)**：(A) よりもさらに高い品質等が期待できる場合があるが、作業量が過大である等のため、必須とは言いがたい事項　　**(A)**：推奨される事項
　　　(B)：(A) が実施不可能である場合に次に推奨される事項　　**(N)**：回避すべき事項　　**(L)**：法令等により規定されている事項

実証データ ②

固定時間・ホルマリンの種類と濃度のDNAの品質に対する影響

- 単一施設において、死後3時間以内に実施された病理解剖例から得られた大腸粘膜と肝臓を用いて解析した。

- QIAamp DNA FFPE Tissue kit（Qiagen）によりゲノムDNAを抽出し、2200 TapeStationシステム（Agilent Technologies）を用いてDIN値を測定した。ここでは、DIN値2.3以上で（──）、アンプリコンシークエンシングが可能なライブラリ作成が70%以上の確率で可能と考える。

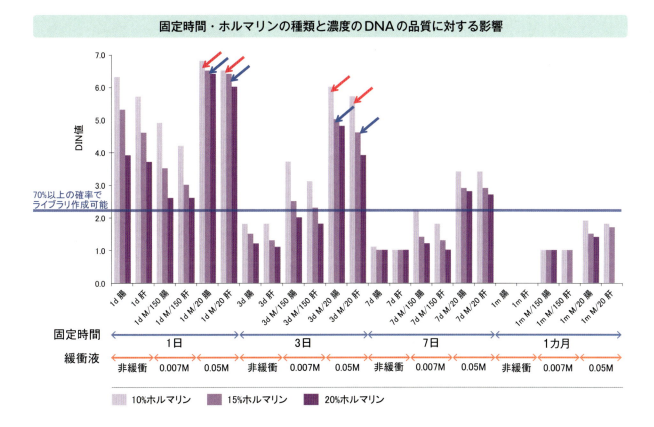

固定時間・ホルマリンの種類と濃度のDNAの品質に対する影響

- 高緩衝（0.05M）10%ホルマリン1〜3日以内の固定が望ましい（→）**(A)**。形態の保持等に留意するならば、1〜3日以内の固定であれば、高緩衝としてホルマリン濃度を上げることも可能である（→）**(B)**。固定時間を3日以内まで短縮できない施設においては、高緩衝ホルマリンを用いることが必須である **(B)**。非緩衝ホルマリンであれば、解析可能であるのは1日以内の固定までと考えられた **(B)**。

第3部の根拠となる実証解析データ

実証データ ③
固定時間・ホルマリンの種類と濃度のRNAの品質に対する影響

- 単一施設において、死後3時間以内に実施された病理解剖例から得られた大腸粘膜と肝臓を用いて解析した。

- QIAamp DNA FFPE Tissue kit（Qiagen）によりゲノムDNAを抽出し、2200 TapeStationシステム（Agilent Technologies）を用いてRIN値を測定した。

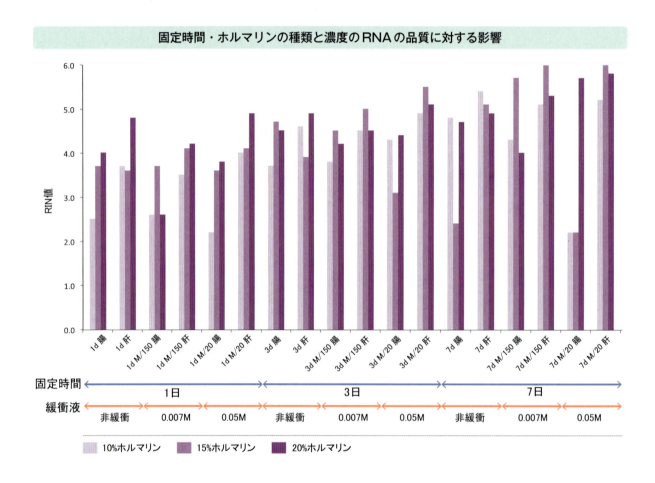

固定時間・ホルマリンの種類と濃度のRNAの品質に対する影響

第3部 実証データ ②
→ p.97

- 第3部［実証データ ②］のDNAの品質に対する影響とは異なり、15ないし20％ホルマリンの方が、10％ホルマリンに比して、高い品質が得られる傾向にある。また、3〜7日固定の方が、1日間の固定に比して、高い品質が得られる傾向にある。すなわち、RNAを用いた解析のためには、DNAを用いた解析の至適条件に比してより充分な固定を行う方が、恐らくRNaseが完全に失活する等するため、良好な解析結果が得られる場合がある。試料利活用研究の目的に応じて、固定条件を選択すべきと考えられた。

- データを示していないが、1カ月の固定では、RNAについても品質は著しく低下しばらつきが顕著となる **（N）**。

凡例　(E)：(A) よりもさらに高い品質等が期待できる場合があるが、作業量が過大である等のため、必須とは言いがたい事項　　(A)：推奨される事項
　　　(B)：(A) が実施不可能である場合に次に推奨される事項　　(N)：回避すべき事項　　(L)：法令等により規定されている事項

実証データ ④
ホルマリンを含まない固定液の組織像への影響

- ホルマリンを含まない固定液として PAXgene Tissue container（Qiagen）を用いた。
- 脳腫瘍・甲状腺癌・乳癌・大腸癌の同一症例の手術検体より、ホルマリン固定パラフィン包埋標本（FFPE）と PAXgene 固定パラフィン包埋標本（PFPE）を作製し（脳腫瘍・甲状腺癌・乳癌症例においてはほぼ等大の対面から、大腸癌は別部位から）、HE 染色標本を観察して形態への影響を評価した。

ホルマリンを含まない固定液の組織像への影響

低倍像

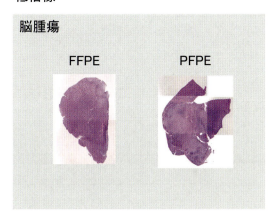

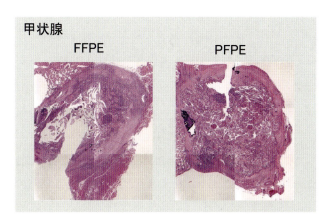

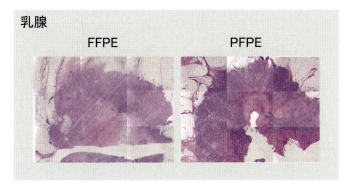

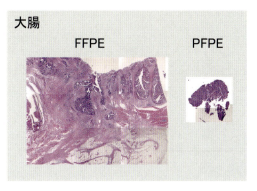

第3部の根拠となる実証解析データ

高倍像

脳腫瘍　FFPE　PFPE

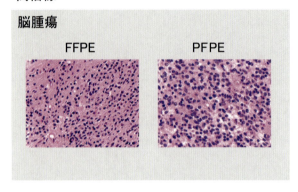

甲状腺　FFPE　PFPE

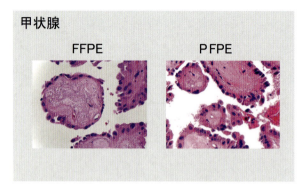

乳腺　FFPE　PFPE

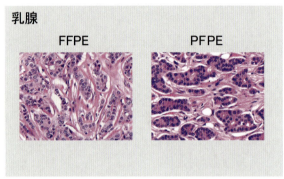

大腸　FFPE　PFPE

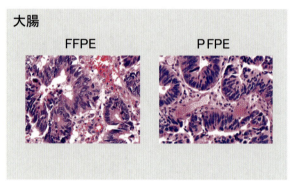

- FFPE・PFPE間で低倍像・高倍像に顕著な差異を認めない。PAXgene固定液は組織像に顕著な影響を与えないと考えられた。

高倍像
脳腫瘍

実証データ ⑤

ホルマリンを含まない固定液のゲノム DNA の品質への影響

- 卵巣癌・胃癌・肺癌の同一症例の手術検体より、10％中性緩衝ホルマリンで3〜5日固定してFFPE標本を作製し、PAXgene Tissue container（Qiagen）で4〜6時間固定してPFPE標本を作製した。8μm切片2〜4枚よりQIAsymphony（Qiagen）を用いてゲノムDNAを抽出した。

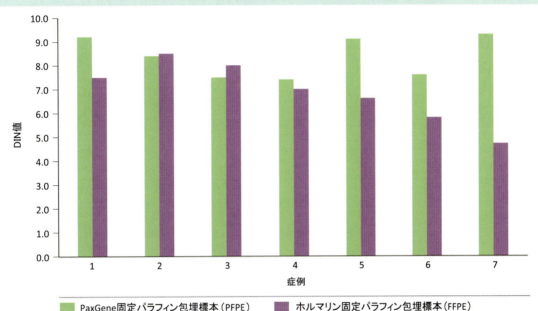

ホルマリンを含まない固定液のゲノムDNAの品質への影響

手技	解析数	収量（μg）	A_{260}/A_{280}	DIN 平均±標準偏差	#1に対するP値（Welch-t検定）
FFPE	7	4.01±1.98	1.93±0.03	6.87±1.31	―
PFPE	7	7.90±3.90	1.97±0.24	8.36±0.85	0.067

- ゲノムDNAの品質は概して同等かPFPEの方が良い傾向を示したが、本検討の限りでは統計学的に有意な水準に達しなかった。

- 次に同じゲノムDNA検体を用いHuman Comprehensive Cancer Panel（Qiagen）で癌関連遺伝子変異検索を行ったところ、FFPEとPFPEのDIN値に明らかな差異を認めない 検体2・3・4においては、検出された変異に明らかな差異を認めなかった。これに対し、FFPEにおいてDIN値が低値である検体1・5・6・7においては、ホルマリン固定によるシトシンの脱アミノ反応に基づくアーティファクトを含むC/T置換の頻度が高く、有意な変異と見なすリード数の閾値を適切に設定する必要があると考えられた。

- PFPE標本から抽出したゲノムDNAを用い信頼度の高い解析を実施し得るが、FFPE標本においても適切に条件を設定すること等により変異解析等が可能と考えられる。

第3部の根拠となる実証解析データ

実証データ ⑥
ホルマリンを含まない固定液の免疫組織化学への影響

- 脳腫瘍・甲状腺癌・乳癌・大腸癌の同一症例の手術検体より、ホルマリン固定パラフィン包埋標本（FFPE）とPAXgene固定パラフィン包埋標本（PFPE）を作製し（脳腫瘍・甲状腺癌・乳癌症例においてはほぼ等大の対面から、大腸癌は別部位から）、各種抗体を用いて免疫組織化学への影響を評価した。

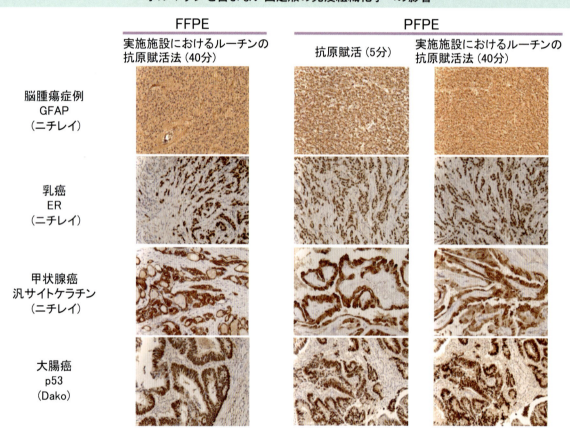

ホルマリンを含まない固定液の免疫組織化学への影響

- 本検討の限りでは、実施施設のルーチンの抗原賦活法（40分）でPFPEの非特異的染色性が若干高いが、抗原賦活を短時間（5分）とすることにより良好な結果が得られている。PAXgene固定は免疫組織化学に適していると考えられた。

実証データ ⑦

ホルマリンを含まない固定液のRNAの品質への影響

- 卵巣癌・胃癌・肺癌の同一症例の手術検体より、10％中性緩衝ホルマリンで3～5日固定してFFPE標本を作製し、PAXgene Tissue container（Qiagen）で4～6時間固定してPFPE標本を作製した。8μm切片2～4枚よりQIAsymphony（Qiagen）を用いて全RNAを抽出した。

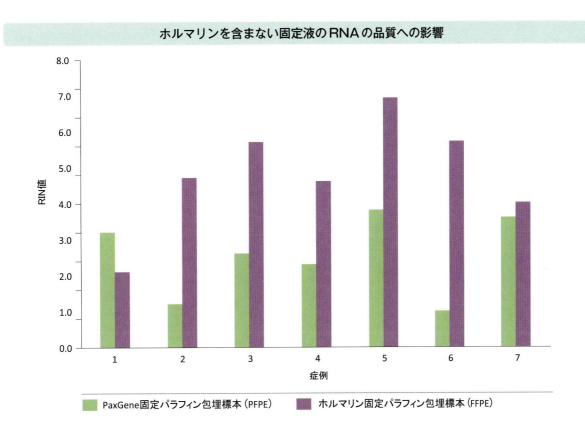

ホルマリンを含まない固定液のRNAの品質への影響

凡例：PaxGene固定パラフィン包埋標本（PFPE）／ホルマリン固定パラフィン包埋標本（FFPE）

手技	解析数	収量（μg）	A_{260}/A_{280}	DIN 平均±標準偏差	#1に対するP値（Welch-t検定）*
FFPE	7	5.53±3.32	2.00±0.06	4.81±1.53	—
PFPE	7	8.80±4.54	2.04±0.03	2.53±1.11	<u>0.023</u>

＊$P<0.05$のとき下線を付した

- 本検討の限りでは、RNAの品質は概して同等かPFPEにおいて低下していた。4～6時間のPAXgene固定では、固定不良を起こしたと推測される。RNaseの失活が充分でない等の理由で、RNAを用いた解析は、DNAを用いた解析に比して固定不良の影響を受けやすいと推測される。特にRNAを用いた解析を行おうとする場合、PAXgene固定は12～24時間行うべきであると考えられた。

第3部の根拠となる実証解析データ

実証データ ⑧
過固定のゲノムDNAの品質への影響

- 合計53症例の大腸癌および子宮体癌手術検体のホルマリン固定パラフィン包埋標本（FFPE）よりゲノムDNAを抽出、比較Ct法による品質評価を行った。品質基準を満たしたゲノムDNA10ngを用い、半導体シークエンサー Ion PGM（Thermo Fisher Scientific）を用いてIon AmpliSeqTM Cancer Hotspot Panel v2（Thermo Fisher Scientific）によりアンプリコンシークエンスを行い、癌関連遺伝子変異検索を行った。

- 比較Ct法はTaqMan RNase P Detection Reagents Kit（Thermo Fisher Scientific）およびTaqMan MGB遺伝子発現検出Kit（Thermo Fisher Scientific）を用いて行った。short amplicon（86 bp）/long amplicon（256 bp）のCt値の相対値比（QC値）は平均0.82で、94%の検体（50症例）がThermo Fisher Scientific社が推奨する品質検証値（QC値）0.2を満たした。QC値を満たしたゲノムDNAからは塩基配列解析に充分な量のライブラリーを合成することができた。

- QC値が基準を満たした50症例では、平均マップリード数638,661、マップ率93%、平均リード深度2,759が得られ、全症例においてアンプリコンシークエンスによる塩基配列解析が充分実施可能であった。ただし、充分なマップリード数、マップ率、リード深度が得られても、ライブラリーを作成する際のPCRでの増幅効率に標的遺伝子間で差が生じていることがあるので、断片化が進んだDNAを解析する際には、この点を充分に注意する必要がある。

凡例 （E）：（A）よりもさらに高い品質等が期待できる場合があるが、作業量が過大である等のため、必須とは言いがたい事項　　（A）：推奨される事項
（B）：（A）が実施不可能である場合に次に推奨される事項　　（N）：回避すべき事項　　（L）：法令等により規定されている事項

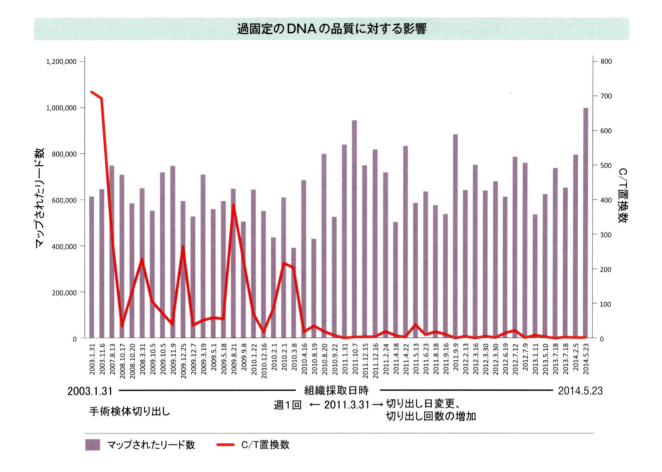

- また、ホルマリン固定によるシトシンの脱アミノ反応に基づくアーティファクトを含むC/T置換の頻度は2010年3月以前に採取された検体において高く、2010年4月以降に採取された検体において著減していた（━）。当該施設において2011年3月末日から切り出し日の調整による各臓器の固定時間の短縮を計り、2012年3月末日からは週2回、2013年4月1日からは毎日切り出しを行って、切り出しまでの期間が2～3日となっている。C/T置換の頻度は、経年劣化に加えて固定時間に大きな影響を受けると考えられた。

- 適切な解析を行うために、原則として1週間を超える過固定は回避すべきであると考えられた（N）。

第3部の根拠となる実証解析データ

実証データ ⑨
過固定の免疫組織化学への影響

- 同一症例の大腸粘膜（正常）からホルマリン固定時間を変えて、パラフィン包埋標本を作製し、抗Ki-67抗体（MIB-1）（Dako）を用いた免疫組織化学的検討を行った。

過固定のimmunoreactivityに対する影響

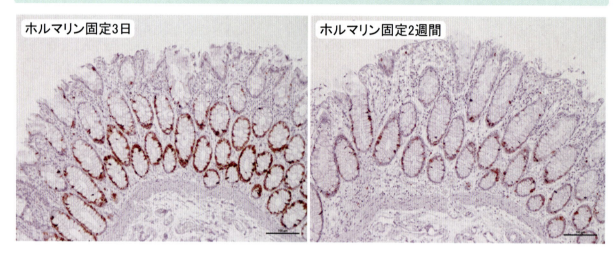

- 過固定により正確なMIB-1標識率評価が阻害されると考えられた。適切な解析を行うために、過固定は回避すべきであると考えられた **(N)**。

凡例 **(E)**：**(A)** よりもさらに高い品質等が期待できる場合があるが、作業量が過大である等のため、必須とは言いがたい事項　　**(A)**：推奨される事項
(B)：**(A)** が実施不可能である場合に次に推奨される事項　　**(N)**：回避すべき事項　　**(L)**：法令等により規定されている事項

実証データ ⑩

未染標本の保存状態のゲノムDNAの品質等に対する影響

- 大腸・肺手術検体をホルマリンで3日間固定し、パラフィン包埋したブロックを5μm厚で薄切した未染標本について、以下の保管条件を比較した。
  - #パラフィンコートせず室温保管
  - #パラフィンコートして室温保管
  - #パラフィンコートせず4℃保管
  - #パラフィンコートして4℃保管
- それぞれ保管1カ月ならびに3カ月で保管した後、キシレンで脱パラフィンし、QIAamp DNA FFPE Tissue kit（Qiagen）を用いてゲノムDNAを抽出した。
- 2本鎖DNAの収量はQubitシステム（Thermo Fisher Scientific）により評価し、DNAの品質はTapeStationシステム（Agilent Technologies）によりDINを測定して評価した。

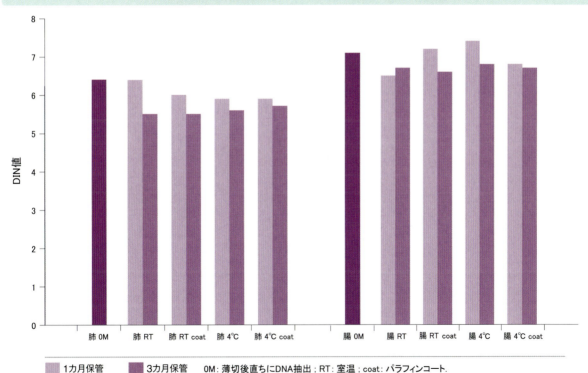

未染標本の保存状態のゲノムDNAの品質に対する影響

0M：薄切後直ちにDNA抽出；RT：室温；coat：パラフィンコート.

- 1カ月保管に比し3カ月保管の方がDIN値が若干低下するものの、3カ月保管した未染標本も充分DNAを用いた解析に供せると考えられる。
- 室温あるいは4℃保管の別、未染標本表面のパラフィンコートの有無は、DNAの品質に顕著な影響を与えない。

第3部の根拠となる実証解析データ

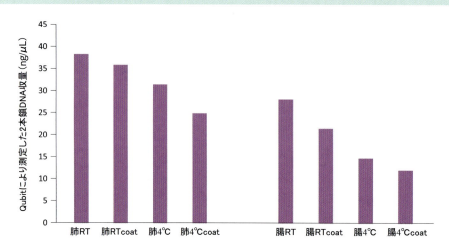

未染標本パラフィンコートのゲノムDNA収量に対する影響

- 同時期に抽出を行った3カ月保管の収量を比較すると、脱パラフィンの工程を入念に行う必要があること等から、本検討においてはパラフィンコートした未染標本からのゲノムDNAの収量が低下する傾向が伺えた。

実証データ ⑪

未染標本の保存状態の免疫組織化学への影響

- 大腸・肺手術検体をホルマリンで3日間固定し、パラフィン包埋したブロックを5μm厚で薄切した未染標本について、2ヵ月間以下の保管条件に置き、抗Ki-67抗体（MIB-1）（Dako）を用いた免疫組織化学に供した。
    - ＃パラフィンコートせず室温保管
    - ＃パラフィンコートして室温保管
    - ＃パラフィンコートせず4℃保管
    - ＃パラフィンコートして4℃保管
    - ＃パラフィンコートせず高温多湿環境に保管
    - ＃パラフィンコートして高温多湿環境に保管

未染標本の保存状態のimmunoreactivityに対する影響
抗Ki-67抗体（MIB-1）を用いた免疫組織化学（肺）

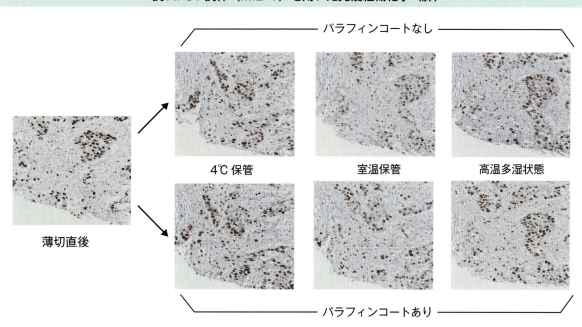

第3部の根拠となる実証解析データ

抗Ki-67抗体（MIB-1）を用いた免疫組織化学（大腸）

パラフィンコートなし / 薄切直後 / 4℃保管 / 室温保管 / 高温多湿状態 / パラフィンコートあり

- 薄切直後に比して若干の染色性低下を認めるものの、いずれの検体もMIB-1標識率の評価を困難にする程度ではなく、またパラフィンコートにより染色性に顕著な差異は見られない。

凡例　(E)：(A)よりもさらに高い品質等が期待できる場合があるが、作業量が過大である等のため、必須とは言いがたい事項　(A)：推奨される事項
(B)：(A)が実施不可能である場合に次に推奨される事項　(N)：回避すべき事項　(L)：法令等により規定されている事項

実証データ ⑫
脱灰方法のゲノムDNAの品質に対する影響

- 歯肉扁平上皮癌により顎骨切除された同一症例において、ホルマリン固定後に、以下のブロックを作製し（FFPE）、合計20µm厚以上の薄切標本よりQIAamp DNA FFPE Tissue Kit（Qiagen）にてゲノムDNAを抽出し、以下のDNAの品質を比較した。
    # ルーチンの病理組織診断用にPlank-Rychlo法で急速脱灰した後にパラフィン包埋（Plank）
    # 研究用に10%EDTAで緩徐脱灰した後にパラフィン包埋（EDTA）

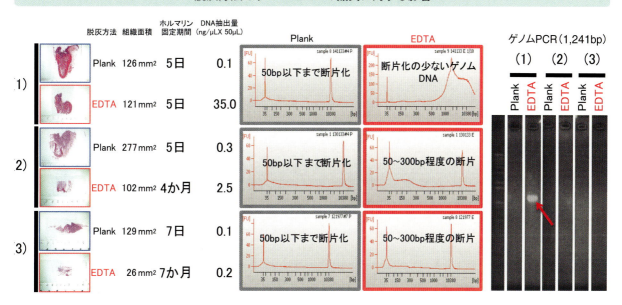

脱灰方法のゲノムDNAの品質に対する影響

- ホルマリン固定期間が数日以内かつEDTA緩徐脱灰を施行したFFPEブロックから、断片化の少ないゲノムDNAが抽出できる場合がある（☐・→）**(A)**。

- EDTA脱灰でも脱灰前のホルマリン固定期間が長期にわたる場合は、ゲノムDNAの断片化（約500～300 bp程度）を認める **(N)**。

- ルーチンの病理組織診断用の急速脱灰（Plank-Rychlo法）では、ゲノム解析可能な品質のゲノムDNAの抽出は困難である **(N)**。

第3部の根拠となる実証解析データ

参考データ ①
実際のホルマリン固定パラフィン包埋標本（生検検体・手術検体）から抽出できるゲノムDNAの量と質

- 信頼性のある解析を行うには、質の高い充分量の核酸を得ることが必要である。研究計画の策定に際して参考とするため、実際の組織標本から得られたゲノムDNAの量と質のデータを例示する。

- HER2を治療標的とした肺癌個別化治療のためHER2ならびにHER2関連分子の過剰発現・遺伝子増幅・遺伝子変異を探索する観察研究に供した、ルーチンの病理診断のために作製したホルマリン固定パラフィン包埋標本（生検検体・手術検体）の、ルーペ像・Nanodrop（Thermo Fisher Scientific）で測定した抽出DNA量・Qubit（Thermo Fisher Scientific）で測定した2本鎖DNA量・TruSight Tumor（Illumina）によるDNAの品質検証としてリアルタイムPCR法により測定した対照DNAとの間のΔCT値を以下に示す。

ホルマリン固定・パラフィン包埋標本から抽出できる核酸の量と質の例

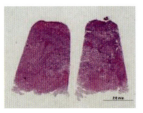
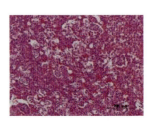

ルーチン（3~5μm厚）標本枚数	Nanodrop測定		Qubit 測定	ΔCT
	OD260/280	抽出DNA量（ng）	抽出DNA量（ng）	
5	2.15	3,320	865	1.76

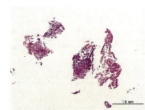
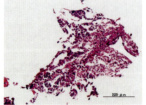
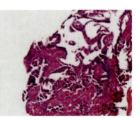

ルーチン（3~5μm厚）標本枚数	Nanodrop測定		Qubit 測定	ΔCT
	OD260/280	抽出DNA量（ng）	抽出DNA量（ng）	
13	9.26	465	78.5	1.85

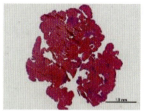 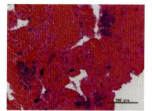 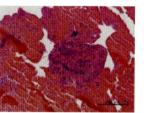

ルーチン（3～5μm厚）標本枚数	Nanodrop測定		Qubit 測定	ΔCT
	OD260/280	抽出DNA量（ng）	抽出DNA量（ng）	
7	3.19	1,025	421	−0.63
6	5.56	705	245.5	
5	2.34	819	129.2	

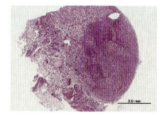 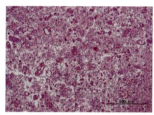 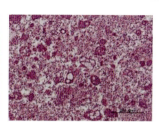

ルーチン（3～5μm厚）標本枚数	Nanodrop測定		Qubit 測定	ΔCT
	OD260/280	抽出DNA量（ng）	抽出DNA量（ng）	
12	1.99	27,090	5,600	0.14
6	1.98	15,687	2,796.5	

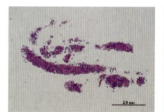 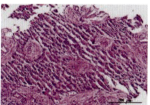 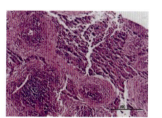

ルーチン（3～5μm厚）標本枚数	Nanodrop測定		Qubit 測定	ΔCT
	OD260/280	抽出DNA量（ng）	抽出DNA量（ng）	
7	2.51	2,035	308	3.50
7	2.35	2,190	302	
4	2.21	1,467	215.95	

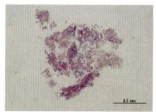 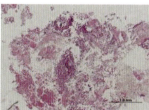 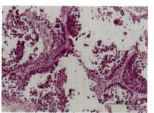

ルーチン（3～5μm厚）標本枚数	Nanodrop測定		Qubit 測定	ΔCT
	OD260/280	抽出DNA量（ng）	抽出DNA量（ng）	
5	2.29	2,450	665	−0.67
10	2.04	5,915	1,580	

第3部の根拠となる実証解析データ

- 50症例の試験で（平均値±標準偏差）、薄切枚数10.3 ± 7枚、Nanodropで測定した抽出DNA量13,798 ± 27,585 ng、Qubitで測定した2本鎖DNA量4,403 ± 8,539 ngであった。ルーチンのホルマリン固定パラフィン包埋標本から、広汎な解析に必要な核酸が抽出できる場合が多いと考えられる。

> 参考データ ②

ホルマリン固定パラフィン包埋標本から得たマイクロダイセクション検体から実際に抽出されたゲノムDNAの量と質

- 研究計画の策定に際して参考とするため、実際のレーザーマイクロダイセクション検体から得られたゲノムDNAの量と質のデータを例示する。

膵腫瘍手術検体ホルマリン固定パラフィン包埋におけるレーザーキャプチャーマイクロダイセクションの例

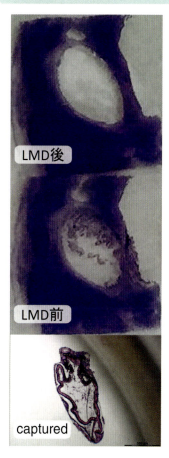

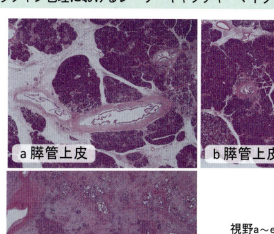

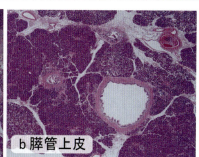

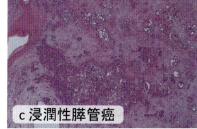

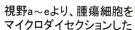

視野a～eより、腫瘍細胞をマイクロダイセクションした

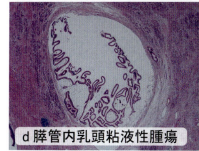

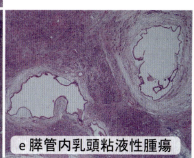

- 膵腫瘍手術検体において視野a～eの腫瘍細胞をマイクロダイセクションした。以下に実際に抽出したゲノムDNAの量と質を示す。

視野	10μm厚標本枚数	細胞数	OD260/280	Qubit測定 2本鎖DNA量（ng）
a	4	22,560	2.55	79.8
b	6	17,670	1.98	75.6
c	2	15,000	1.77	83.7
d	4	40,000	1.74	187.5
e	5	15,000	1.86	83.4

- ルーチンのホルマリン固定パラフィン包埋標本からのマイクロダイセクションによっても、各種解析に耐える核酸が抽出できる場合がある。

参考データ ③

本規程にEならびにAで示した手技を用いて作製したホルマリン固定パラフィン包埋（FFPE）標本から抽出した微量のゲノムDNAを用いたゲノム解析（クリニカルシークエンシング）例

- 本規程にEで示した手技を用いて作製した（摘出後2時間以内に10%中性緩衝ホルマリンに浸漬、固定時間24時間以内）FFPE標本（n = 50）と、本規程にAで示した手技を用いて作製した（通常の術後検体処理で10%中性緩衝ホルマリンに浸漬、固定時間3日以内）（n = 56）において、10 μm厚の薄切標本1〜5枚より、Maxwell RSC Instrument（Promega）を用いてゲノムDNAを抽出した。

- 次世代シークエンサー MiSeqを用い、Human Comprehensive Cancer Panel（Qiagen）により、ターゲットアンプリコンシークエンシングを実施した。

- ライブラリー濃度10 nM以上、平均リード深度300以上、マップ率75%以上を持って、160癌関連遺伝子の変異ならびにコピー数解析に成功したとみなした。

- EならびにAの手技による合計106検体において、解析成功率は91%。

Aの手技によるFFPE標本を用いた解析例 1

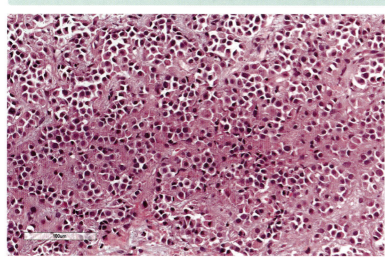

乳腺浸潤性小葉癌症例の生検検体
- 鏡検により評価した腫瘍細胞含有率は50%
- 第17染色体（Chr 17）*NF1*遺伝子のナンセンス変異（S1776*）を検出
- MutationTaster converted rank scoreおよびfathmm-MKL converted rank score 1.0で、この変異でタンパク質機能が障害されることが明らか

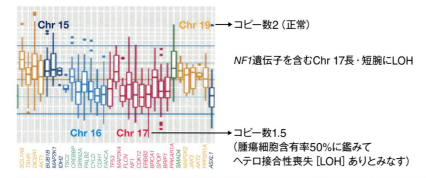

コピー数2（正常）

*NF1*遺伝子を含むChr 17長・短腕にLOH

コピー数1.5
（腫瘍細胞含有率50%に鑑みて
ヘテロ接合性喪失［LOH］ありとみなす）

*NF1*トランケーションならびにLOHによる完全機能欠損と判定
➡ 専門家パネルによる討議を経て、MEK阻害剤・mTOR阻害剤による治療を担当医に推奨

第3部の根拠となる実証解析データ

Aの手技によるFFPE標本を用いた解析例2

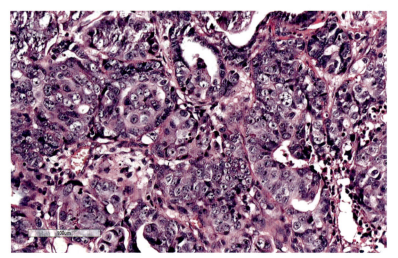

卵管癌症例の手術検体
- 鏡検により評価した腫瘍細胞含有率は50%
- Chr13 *BRCA2*遺伝子のナンセンス変異（R2318*）について、生殖細胞系列・体細胞（がん細胞）での変異アリル頻度はそれぞれ47.9%・68.3%
  →変異アリル頻度不均等のため、コピー数異常が示唆された
- ClinVar（https://www.ncbi.nlm.nih.gov/clinvar/）等公共データベースで、本変異によるタンパク質の機能喪失の可能性が示唆された

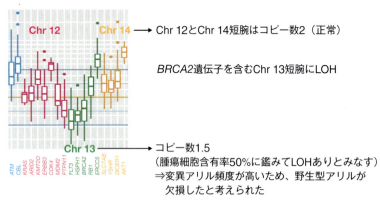

→ Chr 12とChr 14短腕はコピー数2（正常）

*BRCA2*遺伝子を含むChr 13短腕にLOH

→ コピー数1.5
（腫瘍細胞含有率50%に鑑みてLOHありとみなす）
⇒変異アリル頻度が高いため、野生型アリルが欠損したと考えられた

BRCA2 生殖細胞系列ナンセンス変異ならびに野生型アリル欠失による完全機能欠損と判定
➡ 専門家パネルによる討議を経て、PARP阻害剤による治療を担当医に推奨

- 本規程にEならびにAで示した手技を用いて作成したFFPE標本では、次世代シークエンサーを用いたクリニカルシークエンシングに高い確率で成功し、治療指針決定に有益な情報を提供することができる。

> **参考データ ④**
>
> 本規程にEならびにAで示した手技を用いて作製したホルマリン固定パラフィン包埋（FFPE）標本から抽出した微量のゲノムDNAを用いたエピゲノム解析例

- 腎淡明細胞型腎細胞癌に対する腎摘除術標本を10%中性緩衝ホルマリンで1～3日固定した後作製したパラフィン包埋標本の、非癌部（N）ならびに癌部（T）より10μm厚の薄切標本を作製し、GeneRead DNA FFPE Kit（Qiagen）を用いてゲノムDNAを抽出した。PicoGreen dsDNA定量試薬（Thermo Fisher Scientific）を用いて、2本鎖DNA量を定量した。

- 反応に用いる2本鎖DNA量を50 ng・100 ng・150 ng・200 ng・250 ng・500 ngと段階的に変え、さらにInfinium HD FFPE DNA Restore Kit（Illumina）による修復反応の有無を変えて、Infinium MethylationEPIC BeadChip（Illumina）によるゲノム網羅的DNAメチル化解析を行った。

- FFPE標本から得られた結果を、ゴールドスタンダードである同一症例の凍結組織から抽出したゲノムDNA 500 ngを用いた結果と比較した。

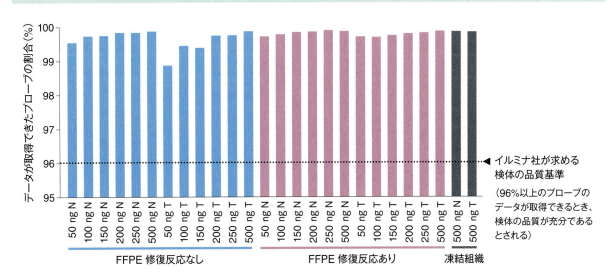

Infinium解析でデータの得られたプローブの搭載全プローブに対する割合の比較

第3部の根拠となる実証解析データ

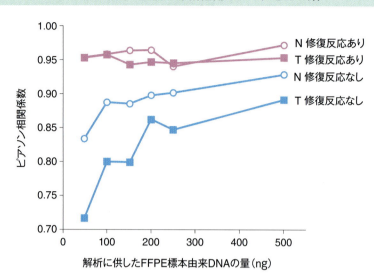

FFPE標本と同一症例の凍結組織のデータとの一致

- 本規程にEならびにAで示した手技を用いて作成したホルマリン固定パラフィン包埋標本においては、50 ngという少量のゲノムDNAから出発しても、特に酵素による修復反応を行うことなどにより、ゴールドスタンダードである同一症例の凍結組織における結果とよく一致する、質の高いメチロームデータを得ることができた。
- 生検検体やマイクロダイセクション検体においても、エピゲノム解析が実施可能と期待される。

（Pathol Int 68: 633, 2018）

ゲノム診療用
病理組織検体取扱い規程

一般社団法人 日本病理学会

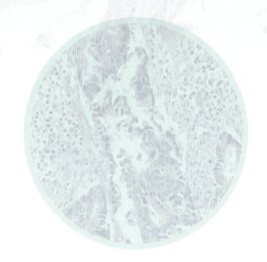

ゲノム診療用病理組織検体取扱い規程策定にあたって

　近年、悪性腫瘍の病理組織・細胞検体を用いた体細胞遺伝子検査は急増しており、今後は次世代シークエンサー等の新規技術を用いたゲノム診断（遺伝子パネル検査）の臨床導入が見込まれている。一般社団法人日本病理学会（以下、本学会）では、ゲノム等オミックス研究に適した質の高い病理組織検体を全国のバイオバンク等で収集できることを目指して『ゲノム研究用病理組織検体取扱い規程』（以下、**研究用規程**）を2016年3月に策定し、我が国の病理医・臨床医・臨床検査技師・バイオバンク実務者における病理組織検体の取扱い指針を示した。これに続き本学会では、ゲノム診断検討委員会および医療業務委員会の連携のもとワーキンググループを設置し、今後日常診療下での実施が想定されるがんゲノム診断での使用に耐えうる病理組織・細胞検体に関する『ゲノム診療用病理組織検体取扱い規程』（以下、**診療用規程**）を策定することとした。

　本診療用規程では、ゲノム診断で要求される病理組織・細胞検体のうち、特に最も利用が見込まれ、検体の取り扱い方法により検体の品質差が生じやすいホルマリン固定パラフィン包埋（formalin-fixed, paraffin-embedded：FFPE）検体の適切な作製・保管方法について示した。本診療用規程が、がんゲノム医療中核拠点病院や連携病院をはじめとする実際の診療にゲノム情報を用いる医療機関のみならず、**日常業務下で作製される病理検体が今後のゲノム診断に供される可能性のあるすべての医療機関の病理医や病理技師、さらには検体採取にかかわる臨床医を対象**とした実用の書となるよう心がけた。なお「ゲノム診療」の対象範囲については、今後の技術革新や知見の集積、ゲノム診療環境の整備状況等を踏まえ刻々と変化していくことが想定されるが、現時点では、医薬品の投与可否判定等の診断に用いられることを重視し、「コンパニオン診断薬等に該当する体外診断用医薬品の製造販売承認申請に際し留意すべき事項について」[1]、もしくは「遺伝子検査システムに用いるDNAシークエンサー等を製造販売する際の取扱いについて」[2]に基づき薬事承認され、保険診療下ですでに実施されている製品（体外診断用医薬品お

よび医療機器）、もしくは「がんゲノム医療推進コンソーシアム懇談会報告書」[3]で示された制度設計のなかで、今後承認および保険診療下での実施が想定される製品で適用可能となる検体品質と位置付けている。本診療用規程の初版では、現在臨床研究等で用いられている高い網羅性を有する遺伝子パネル解析やエクソーム解析等で要求される検体品質については副次的な取扱いとしたが、今後薬事承認および保険適用等の状況を踏まえ、適時改訂・更新を行う必要があると考える。本診療用規程では、その根拠となる実証データを合わせて呈示した。当該データの取得にあたっては、当学会において実施した検討のほか、複数の公的研究プロジェクト（研究班）および複数のゲノム診断関連企業の協力を得て行った。

　本診療用規程は、日本病理学会およびその他関連学会が行うがんゲノム診療従事者向け教育・研修プログラムでの教育ツールとしても利用される予定である。本診療用規程が、今後本格的にゲノム診断を用いた病理診断および日常業務の一助となることを期待する。

平成30年3月1日

一般社団法人日本病理学会

理事長　深山 正久

ゲノム診療用病理組織検体取扱い規程

ワーキンググループ委員長　小田 義直

1) コンパニオン診断薬等に該当する体外診断用医薬品の製造販売承認申請に際し留意すべき事項について（平成26年2月19日付け薬食機発0219第4号 厚生労働省医薬食品局審査管理課医療機器審査管理室長通知：https://www.pmda.go.jp/files/000213151.pdf）
2) 遺伝子検査システムに用いるDNAシークエンサー等を製造販売する際の取扱いについて（平成28年4月28日付け薬生機発0428第1号・薬生監麻発0428第1号 厚生労働省大臣官房参事官（医療機器・再生医療等製品審査管理担当）、厚生労働省医薬・生活衛生局監視指導・麻薬対策課長連名通知：https://www.pmda.go.jp/files/000213137.pdf）
3) がんゲノム医療推進コンソーシアム懇談会報告書（平成29年6月27日：http://www.mhlw.go.jp/file/05-Shingikai-10901000-Kenkoukyoku-Soumuka/0000169236.pdf）

初版作成担当

■日本病理学会 ゲノム診療用病理組織検体取扱い規程策定ワーキンググループ
　委員長　小田 義直
　委　員　畑中 豊、桑田 健、森井 英一、金井 弥栄、落合 淳志

　本診療用規程策定にあたっては、ゲノム診断の実用化を目指した臨床研究を推進している、以下の研究班等およびこれに関係している医療機関および研究機関および関連企業の協力を得て、実証データおよび参考データを収集し、編集・編纂を行った。

協力・連携研究班等

■**厚生労働科学研究費 研究班**
先端的がん医療実施のための地域完結型病理診断および臨床・病理連携ネットワークの構築に関する研究　　　　　　　　　　　　（【H26-がん政策-一般-005】研究期間：2014年度～2016年度）

研究代表者　桑田 健

■**国立がん研究センター研究開発費 研究班**
がんゲノム情報を用いた全国レベルでの precision medicine 体制構築に関する研究
（【28-A-5】研究期間：2016年度～2018年度）

研究代表者　吉野 孝之

■**国立研究開発法人日本医療研究開発機構（AMED）委託事業 研究班**
産学連携全国がんゲノムスクリーニング事業 SCRUM-Japan で組織した遺伝子スクリーニング基盤を利用した、多施設多職種専門家から構成された Expert Panel による全国共通遺伝子解析・診断システムの構築および研修プログラムの開発
（【17ck0106233h0002】研究期間：2016年度～2018年度）

研究開発代表者　吉野 孝之

がんゲノム個別化医療の実現に向けた遺伝子診断共通カリキュラム構築と教育・研修プログラムの実証的開発研究　　　（【16ck0106232h0001】研究期間：2016年度～2018年度）

研究開発代表者　西尾 和人

実証解析担当機関および協力機関等

■北海道大学病院
　ゲノム・コンパニオン診断研究部門
　　畑中 豊
　病理診断科/病理部
　　丸川 活司　　畑中 佳奈子
　　三橋 智子　　松野 吉宏
　国立病院機構 北海道医療センター
　（連携病理診断実施医療機関）
　　広瀬 徹　　髙橋 宏明

■国立がん研究センター
　《SCRUM-Japan/GI-SCREEN-Japan プロジェクト》
　東病院 病理・臨床検査科
　　桑田 健
　東病院 消化管内科
　　吉野 孝之
　東病院 臨床研究支援部門トランスレーショナル
　リサーチ推進部 バイオバンク・トランスレーショ
　ナルリサーチ支援室
　　岡本 渉　　須藤 智久　　三木 いずみ
　先端医療開発センター 臨床腫瘍病理分野
　　藤井 誠志
　先端医療開発センター ゲノムトランスレーショ
　ナルリサーチ分野（柏）
　　土原 一哉

　《TOP-GEAR プロジェクト》
　先端医療開発センター ゲノムトランスレーショ
　ナルリサーチ分野（築地）
　　市川 仁　　久保 崇　　河野 隆志
　中央病院 臨床検査科
　　角南 久仁子　落合 淳志
　中央病院 先端医療科
　　山本 昇

■近畿大学医学部
　ゲノム生物学教室
　　西尾 和人　　坂井 和子
　腫瘍内科部門
　　武田 真幸
　外科学教室
　　光冨 徹哉

■特定非営利活動法人
　バイオチップコンソーシアム（JMAC）
　《経済産業省・国際標準共同研究開発事業：医療用バイオチップ実用化促進に向けたヒト核酸の測定プロセスに関する国際標準化》
　　的場 亮　　山本 伸子　　中江 裕樹

実証解析実施協力企業（五十音順）

イルミナ株式会社
株式会社キアゲン
サーモフィッシャーサイエンティフィック
ライフテクノロジーズジャパン株式会社

シスメックス株式会社
株式会社DNAチップ研究所
株式会社理研ジェネシス

調査協力企業（五十音順）

アジレント・テクノロジー株式会社
株式会社医学生物学研究所
イルミナ株式会社
エムエス機器株式会社（アジェナバイオサイエンス）
株式会社キアゲン
サーモフィッシャーサイエンティフィック
ライフテクノロジーズジャパン株式会社

サクラファインテックジャパン株式会社
シスメックス株式会社
株式会社DNAチップ研究所
ナノストリングテクノロジー
バイオ・ラッド ラボラトリーズ株式会社
株式会社理研ジェネシス
ロシュダイアグノスティックス株式会社

第1部

診療における病理組織・細胞検体の現状

　日常の病理組織診断では、生検もしくは手術等により採取・切除された組織のFFPE検体や新鮮凍結検体等が主として用いられるが、その大部分を前者が占め、形態診断に加え、生体分子の検索を目的とした分子診断に供される。また細胞診断を目的に採取された細胞検体のうち、穿刺吸引や体腔液採取などによって得られた一部の細胞検体からも、FFPE検体（セルブロック）の作製が行われており、平成28年度の診療報酬改定において当該標本作製が算定可能となったことを背景に、近年その利用が高まっている。こうした組織・細胞のFFPE化は、室温下における長期保管や繰り返しの検索を可能にし、さらには様々な技術開発により、最近では網羅的な分子解析が可能となったことから、診療のみならず、研究における利用が加速している。研究利用においては、FFPE化による核酸やタンパク質等の生体分子の変性を最小限にとどめ、新鮮検体により近づけた検体作製が望まれるが、このような研究利用までを意識した検体の取り扱いは多くの医療機関で困難と考えられてきた。しかしながら次世代シークエンシング法（next-generation sequencing：NGSもしくはmassively parallel sequencing：MPS、以下NGS）などの新規技術の臨床導入を目前に控え、今後診療を目的として作製されるすべてのFFPE検体に対し、これら技術を用いたゲノム診断での利用に耐えうる一定水準以上の品質が求められるようになり、対応が急務となっている。

　FFPE検体を用いた分子診断のプレアナリシス段階では、多数の影響因子が知られており、各施設におけるこれらの情報（条件）の把握は検体を採取・提出する臨床医、標本作製担当者およびその管理者においては不可欠といえる（**表1**）。このうち固定プロセスで用いられるホルマリンは、核酸やタンパク質に化学的および物理的修飾を引き起こし、検体品質にきわめて大きな影響を与えることが広く知られており、これまでにも肺癌、乳癌、胃癌、大腸癌における治療効果予測検査（いわゆるコンパニオン診断）関連のガイドラインやガイダンスなどにおいて、固定プロセスに関する推奨が示されている。また固定前プロセスの管理、特に臓器の摘出後から固定までの時間（冷虚血時間；cold ischemic time）は、生体分子の不可逆的変化を最小化する上で極めて重要であり、このプロセスが不適切な場合は、作業手順の見直しにより大きな改善が期待できる。

表1　FFPE検体を用いた分子診断のプレアナリシス段階における主な影響因子

プレアナリシス段階の工程	工程の主な責任・担当者	影響因子
固定前プロセス	臨床医（検体採取医）	● 血流停止から摘出までの時間（温虚血時間；warm ischemic time） ● 摘出から固定までの時間（冷虚血時間；cold ischemic time） ● 組織の大きさ
固定プロセス	病理医 病理技師	● ホルマリン固定液の組成や濃度、pH ● ホルマリン固定の時間や温度 ● ホルマリン固定時の固定液容量と組織量の比率 ● 固定液の組織浸透法（浸漬、注入、マイクロウェーブ加速等）
固定後プロセス	病理医 病理技師	● 組織プロセッサーのタイプおよび機器試薬の交換頻度 ● 脱水・透徹条件（試薬の種類、温度、時間等） ● パラフィン浸透条件（パラフィンの種類、温度、時間等）

　診療を念頭においた遺伝子パネル解析におけるFFPE検体の利用は、複数の国内の臨床研究プロジェクトで進んでいる。大規模ゲノムスクリーニング研究プロジェクト（SCRUM-Japanプロジェクト）では、消化器がんを対象としたGI-SCREEN試験において日常診療下で作製された2,000例以上のFFPE検体が解析に用いられている。このプロジェクトでは、参加20施設からFFPE検体が提出されているが、検体品質には施設間差が認められており［実証データ①］、FFPE検体の品質の現状に関する重要なデータが得られている。また国立がん研究センターにおいて行われている、標準治療を終了したがん患者を主な対象とした約100遺伝子の遺伝子パネル検査（NCCオンコパネル検査）を行う臨床研究プロジェクト（TOP-GEARプロジェクト）では、200例以上の多がん種のFFPE検体が用いられている。このプロジェクトではDNA品質に関する指標を確立するなど［実証データ②］、FFPE検体を使用した遺伝子パネル検査の国際基準準拠下での院内実施の検証等が行われている。

… 実証データ① ⇒ p.138

… 実証データ② ⇒ p.140

　2017年には厚生労働省主導のがんゲノム医療推進コンソーシアム懇談会が立ち上げられ、当該医療の推進に必要な薬事承認や保険適用等の制度設計が議論されており、2017年7月時点において表2のような整理・区分が示されている。このうち保険診療下で遺伝子パネル検査の実施が想定されている区分では、病理部門を有する医療機関に対し、NGS等の新規技術での使用に耐えうる検体作製が求められることが予想される。上述のGI-SCREEN試験では、こうした区分に該当すると考えられる小型および比較的網羅性の高い遺伝子パネルが使用されており、現行のルーチン検体の品質と遺伝子パネルのサイズとの関係を理解するうえで参考となる［実証データ①］。

… 実証データ① ⇒ p.138

　分子診断を高い精度で行うためには、検査の成否を左右する検体の品質管理は極めて重要である。治療選択に直結しているコンパニオン診断において、不適切な処理が行われた検体の使用が原因で検査が実施できない、あるいは誤った結果がもたらされた場合は、

表 2　本邦において今後想定される NGS を用いたゲノム診療の臨床導入当初の形態

ゲノム関連検査の種類	実施主体	診療制度
薬事的に確立した検査項目のみ（コンパニオン診断薬）	各医療機関・衛生検査所にて実施	薬事承認・保険診療
医学的に意義がある遺伝子のパネル検査（承認された医薬品のない遺伝子を含む）（NGSパネル）	一定の要件を満たす医療機関を指定（がんゲノム医療中核拠点病院）	（必要に応じて先進医療の実施を経て）薬事承認し、保険診療可とする
全ゲノムシークエンス・免疫関連検査等	一定の要件を満たす医療機関での実施	先進医療を活用した保険外併用療養で対応

「がんゲノム医療推進コンソーシアムについて」第 2 回がんゲノム医療推進コンソーシアム懇談会参考資料, 平成 29 年 4 月 14 日を参照して作成（http://www.mhlw.go.jp/file/05-Shingikai-10901000-Kenkoukyoku-Soumuka/0000162155.pdf）。

患者の治療機会の損失につながり、大きな不利益を被ることとなる。多遺伝子の検査情報を保証しなければならないゲノム診断（遺伝子パネル検査）においては複数遺伝子を対象とするため、その結果の質を保証するためには、現行の単一遺伝子検査以上に、より厳格な検体の品質管理が求められることに十分留意しなければならない。2017 年 10 月に日本臨床腫瘍学会、日本癌治療学会、日本癌学会の三学会合同で発刊された「次世代シークエンサー等を用いた遺伝子パネル検査に基づくがん診療ガイダンス（第 1.0 版）」においても、適切に品質管理された検体の使用が言及されており、本診療用規程を参考にすることが明記されている[文献1]。

文献 1 ➡ p.156

第2部

ホルマリン固定パラフィン包埋組織・細胞検体の適切な取扱い

　本診療用規程では、主としてがんゲノム診断の今後の臨床導入への速やかな対応を目指し、最も利用が見込まれ、臨床研究を積極的に行う先端的医療機関のみならず、診療を専らとする一般医療機関においても要求されうる検体品質を保持したFFPE検体の適切かつ標準的な取扱い方法（プレアナリシス段階）を以下に定める。またゲノム診断に供するFFPEブロックの選択方法や薄切方法などのアナリシス段階の一部の作業プロセスについてもあわせて解説する。

　FFPE検体では、形態診断に影響を及ぼさず、また免疫組織化学法による分子診断（特にコンパニオン診断）で推奨される検体作製が同時に求められるため、固定時間の際立った短縮化は困難であり、固定による核酸やタンパクの一定の変性は不可避となる。FFPE検体は、血液等の液状検体に比べかなり多くの工程と時間を経て作製されるため、病理技術・診断業務のリソースに限りのある医療機関においては、わずかな作業改善においても大きな負担となる可能性があるが、可能な限り本診療用規程の推奨に準じた対応を求めたい。

　本診療用規程は、先行策定された研究用規程に加え、後述の実証データや文献情報等に基づき、以下の凡例に従い推奨するものであり、「診療ガイドライン」等に見るようなEBMに基づいた推奨グレードは挙げていない。推奨については、日常診療におけるベストプラクティスとして推奨される事項（clinical recommendation：C）と、ゲノムスクリーニング（網羅性の高いゲノム解析）に基づいた介入研究や保険診療外のゲノム診断等への利用が考慮される場合に推奨される事項（research recommendation：R）に区分した。なお本推奨は今後のゲノム診断状況を踏まえ、適時改訂・更新が必要であると考える。

凡例

（C）：日常診療において推奨される事項
（R）：臨床研究等への利用を考慮する場合に推奨される事項
（N）：回避すべき事項

プレアナリシス段階

a 固定前プロセス

切除・採取直後の組織の取扱い

1 手術により切除された組織は、摘出後は速やかに冷蔵庫等4℃下で保管し、1時間以内、遅くとも3時間以内に固定を行うことが望ましい（C）文献2［研究用規程 第3部 摘出から固定まで**1**〜**3**・実証データ①］。

2 内視鏡的に切除等された消化管組織等、比較的小型の組織については、速やかに固定液に浸漬し固定を行うことが望ましい（C）。

3 生検により採取された組織は、速やかに固定液に浸漬し固定を行う（C）。

4 ホルマリン固定パラフィン包埋化を行う細胞検体は、必要な前処理を適切に行った後に、可及的速やかに固定液に浸漬し固定を行う（C）。

5 手術により切除された組織においては、摘出後30分以上室温で保持することは極力回避する（N）。

補足説明

1-補
- これまでの報告では、乳癌の切除から固定までの時間が、ISH法（*HER2*）では2時間、IHC法（ホルモン受容体）では1時間を超えると、検査結果に影響を与えるとされており文献3、これを踏まえ、乳癌のASCO/CAPのガイドラインでは1時間以内の固定を推奨している文献2。
- 一般的な固定液であるホルマリンの浸透速度は1mm/時間程度であることを考慮し、特に手術検体では、切り出しまでに充分な固定が行える程度の厚みまで、固定前に適切に入割することが推奨される（C）文献4。

1〜3-補
- 臨床研究等への利用を考慮する場合、いずれの組織も切除・採取後は可及的速やかに固定液に浸漬し、固定を行うことが求められる（R）［研究用規程 第3部 摘出から固定まで**1**〜**3**・実証データ①］。

1、5-補
- 固定前プロセスの煩雑さ等から、一般に、生検検体に比べて手術検体の方が、核酸品質や単位体積/面積当たりの収量が低くなる場合が多い（C）［実証データ②・③］文献5。

4-補
- 細胞検体のうち、体腔液検体については、固定前に細胞検体の集塊化処理を行う。この処理法（セルブロック作製法）は、遠心分離細胞収集法や細胞固化法に大別され、それぞれ複数の方法が存在し現在用いられているが、いまだ標準化されていない。これら処理法におけるゲノム診断への利用の適否については不明であるが、国内では、細胞固化法であるアルギン酸ナトリウム法、遠心分離細胞収集法である遠心管法やクライオバイアル法等は比較的多くの施設で用いられ、コンパニオン診断等での使用には耐えうることが確認されている文献6。

凡例 （C）：日常診療において推奨される事項　　（R）：臨床研究等への利用を考慮する場合に推奨される事項　　（N）：回避すべき事項

b 固定プロセス

ホルマリン固定液の組成

6 ホルマリン固定液の組成は、酸性や非緩衝ではなく、中性緩衝ホルマリン溶液を固定に用いることが望ましい（C）。

7 ホルマリン濃度は10%（3.7%ホルムアルデヒド）を用いることが望ましい（C）。

補足説明

6、7-補
- 現在実施されているIHC法を用いた複数のコンパニオン診断において、すでに10%中性緩衝ホルマリン溶液が推奨されている（**表3**）。IHC法によるタンパク質発現の検索は、ホルマリン固定液の組成と濃度に影響を受けることが示されている[文献7]。またΔCt値やDIN値を指標としたDNA品質に関する検討においても10%中性緩衝ホルマリン溶液の使用を支持する結果が得られている［研究用規程 第3部 固定液の濃度と種類**4**・**5**・実証データ②］。

  …………文献7 ⇒ p.156
  ………研究用規程 第3部
  固定液の濃度と種類
  4・**5** ⇒ p.92
  実証データ② ⇒ p.97

- 国際共同企業治験等においてFFPE検体の提出が求められる際、10%中性緩衝ホルマリン溶液で固定されたFFPE検体との条件が必須となる場合もある。

表3 コンパニオン診断関連ガイダンス等における固定プロセスの推奨[文献2, 8〜15]

がん種	効果予測マーカー	検査対象分子	検査法	推奨ホルマリン固定液	推奨ホルマリン固定時間
乳癌	HER2	タンパク質	IHC法	10% NBF	6〜72時間 <6時間は回避
	HER2	DNA	ISH法		
	ER/PgR	タンパク質	IHC法		
肺癌	*EGFR*	DNA	リアルタイムPCR法等	10% NBF	6〜48時間
	ALK	タンパク質	IHC法		
	ALK	DNA	FISH法		
	ROS1	RNA	RT-PCR法	10% NBF	手術検体 18〜36時間 生検検体 4〜24時間
	PD-L1	タンパク質	IHC法	10% NBF	6〜48時間
胃癌	HER2	タンパク質	IHC法	10% NBF	6〜48時間
	HER2	DNA	ISH法		
大腸癌	*RAS* (*KRAS/NRAS*)	DNA	PCR-rSSO法	10% NBF	6〜48時間
悪性黒色腫	*BRAF*	DNA	リアルタイムPCR法等	―	―

10% NBF：10%中性緩衝ホルマリン（neutral buffered formalin）、―：記載なし

… 文献2, 8〜15 ⇒ p.156

ホルマリン固定時間

8 組織検体（手術検体、内視鏡的に切除された検体、生検検体）では、コンパニオン診断等の推奨を考慮し（表3）、6～48時間の固定を行うことが望ましい（C）［実証データ④・⑤］、［研究用規程 第3部 固定液の濃度と種類4・5・実証データ②］。

実証データ④ ➡ p.142
実証データ⑤ ➡ p.144
研究用規程 第3部
固定液の濃度と種類4・5
　➡ p.92
実証データ② ➡ p.97

9 固定不良（固定不足・過固定）による品質劣化は回避しなければならない（N）。

ホルマリン固定処理に使用する固定液量

10 ホルマリン固定に使用する固定液の容量は、組織量に対し10倍量の固定液を用いることが望ましい（C）。

ホルマリン固定処理時の温度

11 ホルマリン固定時の処理温度は、室温でよい。

補足説明

8-補

● ホルマリン固定による核酸品質への影響として、核酸の断片化の他、核酸塩基の化学修飾が知られており、特にシトシンの加水分解に伴う脱アミノ化によりウラシルに置換し、その後のPCR増幅反応によってチミンが生成（C>T置換）することが知られている文献16,17。この反応は固定時間の延長により増加し、72時間から顕著となることから、48時間以内の固定が望ましい（C）［実証データ④～⑦］。

文献16 ➡ p.156
文献17 ➡ p.157
実証データ④ ➡ p.142
実証データ⑤ ➡ p.144
実証データ⑥ ➡ p.146
実証データ⑦ ➡ p.148

● 気管支腔内超音波断層法（EBUS）等を用いて生検採取される微小な組織検体や細胞検体では、より短い固定時間で処理が完了するため、業務上支障のない範囲で固定時間の短縮化（例えば6～24時間）に努めることが望ましい文献12。

文献12 ➡ p.156

● 固定不良、特に7日間以上固定された検体では、NGS用のライブラリーの作製（特に網羅性の高い遺伝子パネル使用する場合）が困難となる（N）、［実証データ④・⑤］、［研究用規程 第3部 固定液の濃度と種類4・5・実証データ②、第3部 固定時間6・実証データ⑧］。

実証データ④ ➡ p.142
実証データ⑤ ➡ p.144
研究用規程 第3部
固定液の濃度と種類4・5
　➡ p.92
実証データ② ➡ p.97
固定時間6 ➡ p.93
実証データ⑧ ➡ p.104

● 手術検体において診療残余の病変部が存在し、将来のゲノム診断利用を考慮しうる場合、もしくはゲノム診断を目的として再生検を行う場合等では、核酸の保存に優れた非ホルマリン系固定液の使用を考慮してよい（R）［研究用規程 第3部 固定液の濃度と種類4・5・実証データ⑤］。

研究用規程 第3部
固定液の濃度と種類4・5
　➡ p.92
実証データ⑤ ➡ p.101

凡例 （C）：日常診療において推奨される事項　　（R）：臨床研究等への利用を考慮する場合に推奨される事項　　（N）：回避すべき事項

C 固定後プロセス

脱灰処理

12 硬組織を含む検体をゲノム診断に供する可能性がある場合は、酸脱灰を回避し**（N）**、EDTA脱灰を行うべきである**（C）**［研究用規程 第3部 脱灰❿・実証データ⑫］。

………… 研究用規程 第3部
　　　　　脱灰❿ ➡ p.95
　　　　　実証データ⑫ ➡ p.111

組織のプロセッシング

13 従来型の組織プロセッサー（密閉式自動固定包埋装置）の使用は問題ないが、使用薬剤の管理（交換頻度等）の影響については不明である。また迅速型（連続迅速自動固定包埋装置）では、いまだ十分なデータは得られていない。

FFPEブロックの保管

14 FFPEブロックの保管は、室温でよいが、多湿を避け冷暗所が望ましい**（C）**。ゲノム診断を目的として作製されたFFPEブロックは、冷蔵下の保存が望ましい**（R）** 文献18。

………… 文献18 ➡ p.157

未染色FFPE標本の保管

15 未染色FFPE標本の形態で保管する場合は、低温保管やパラフィンコーティング等の核酸品質劣化を防止する対応を行うことが望ましいが、原則薄切後、時間が経過した未染色FFPE標本のゲノム診断への使用は避け**（N）**、可能な限りFFPEブロックから再薄切をすることが望ましい**（C）**。

> **補足説明**
>
> **15-補**
> - パラフィンコーティングは、マニュアル・マイクロダイセクションや核酸抽出等の作業へ影響を与える場合があり注意を要する。

アナリシス段階

a FFPEブロックの選択と薄切およびHE染色標本へのマーキング

FFPEブロックの選択

16 ゲノム診断に供する検体は、病理診断時に作製されたHE染色標本の観察や病理診断報告書の記載等に基づき、解析に必要な腫瘍量を有するFFPEブロックを、原則病理医が選択する。このとき出血や壊死、炎症細胞等の非腫瘍細胞が多いブロックの使用は可能な限り避ける（C）（R）。

17 同一患者において、切除・採取時期が異なる検体が複数存在する場合は、作製時期が最新の検体を第一選択とすべきである（C）（R）［実証データ⑧～⑫］。

実証データ⑧ ⇒ p.149
実証データ⑨ ⇒ p.150
実証データ⑩ ⇒ p.151
実証データ⑪ ⇒ p.152
実証データ⑫ ⇒ p.154

FFPEブロックの薄切および未染色標本の作製

18 FFPEブロックの薄切時には、検体ごとにミクロトーム刃を交換する等、他検体のコンタミネーションに十分注意する。またグローブを着用する等、核酸分解防止に努めることが望ましい（C）。

HE染色標本による確認とマーキング

19 ゲノム診断用に作製した未染色FFPE標本から、再度HE染色標本を作製し、原則病理医が標本上にマーキングするとともに腫瘍量（総腫瘍細胞数）や腫瘍割合（標本中の全細胞に占める腫瘍細胞の%）を判定する（C）[文献19]。

文献19 ⇒ p.157

補足説明

17-補

- FFPEブロックの核酸品質は経年劣化していくことが明らかとなっている［実証データ⑧～⑫］。経年による影響は、NGSの場合、使用する遺伝子パネルにより異なるが、作製後3年以内のFFPEブロックの使用が望ましい（C）（R）［実証データ⑧］[文献20]。

- FFPEブロックは、保管開始とともに検体品質指標（ΔCt値）やNGS解析の成功率が変化する等、核酸品質が経年劣化することがGI-SCREEN試験の結果から明らかになっており、可能な限りFFPEブロック作製時期が新しいものを用いることが望ましい（C）［実証データ⑧］。

実証データ⑧ ⇒ p.149
実証データ⑨ ⇒ p.150
実証データ⑩ ⇒ p.151
実証データ⑪ ⇒ p.152
実証データ⑫ ⇒ p.154
文献20 ⇒ p.157

実証データ⑧ ⇒ p.149

19-補

- 一般にパネル検査に必要なDNA量は10〜500 ngである。ただし必要な量は使用する遺伝子パネルやNGS機器の種類によって異なることから、腫瘍量や腫瘍割合の判定を担当する病理医は、その把握が必要である（C）（R）。なお腫瘍割合の判定は、面積ではなく、有核細胞数に基づいて行わなければならない。

- 1有核細胞から得られるDNA収量は6 pg程度と見積もられる。仮に10 ngのDNAを得る場合には約2,000細胞（未染色標本上では腫瘍細胞が豊富なエリアが少なくとも60〜100 mm^{2}程度）からの抽出が必要とされている[文献21]。 ………… 文献21 ➡ p.157

- 腫瘍割合について、SNV（single nucleotide variant）やIndel（small insertion and deletion）等の変異検出では30%以上（最低でも20％以上）、CNA（copy number alteration）検出を含む場合は50%以上の腫瘍細胞を含むように、また遺伝子発現量の測定では、可能な限り非腫瘍細胞を含まないようにすることが望ましい。腫瘍割合が満たない場合は、用手的に非腫瘍部分の除去（マニュアル・マイクロダイセクション）が必要となる（C）（R）。なおNGSを用いたがん遺伝子パネルによるターゲットシークエンシングでは、通常ターゲット領域のシークエンス・カバレッジを250〜500×以上として、変異アレル頻度（variant allele frequency：VAF）の検出閾値を5〜10%とすることが推奨されている[文献20〜22]。 ……文献20〜22 ➡ p.157

- HE染色標本観察時の腫瘍割合を病理診断報告書へ記録しておくことが望ましい。非腫瘍組織の除去操作を実施した場合は、実施した旨と除去操作実施後の腫瘍割合をゲノム診断報告書へ記載する（C）。

b FFPE検体からの核酸抽出

核酸抽出

20 ゲノム診断に使用する核酸抽出試薬は、診療での使用に適した標準化された市販キットの使用が望ましい（C）。また使用する各ゲノム診断法において推奨されている市販の核酸抽出キットがある場合には、それを用いることが望ましい（C）（R）。

核酸の純度および収量の確認

21 抽出した核酸は、分光光度計等による A_{260}/A_{280} 比の測定や、DNAについては蛍光法によるdsDNA濃度の測定等を行い、純度や収量を確認することが必要である（C）（R）。

核酸品質の確認

22 核酸抽出を行ったFFPE検体が長期保管されている場合や過固定等による核酸の品質低下が懸念される場合、核酸品質の確認が推奨される（C）（R）。

補足説明

20-補
- 市販の核酸抽出キットを用いたFFPE検体からの核酸抽出においては、キット間で純度や収量に差異があり、選択には注意が必要である[文献23]。

文献23 ➡ p.157

- ホルマリンにより生成した化学修飾（シトシン塩基の脱アミノ化）を核酸抽出時に酵素的（ウラシル-DNA N-グリコシラーゼ：UNG）に除去・校正することにより、アーティファクトを有するリードの生成を抑える（ホルマリン固定により生じた変異を正しい塩基配列に戻す）ことが可能である［実証データ⑫］[文献17]。

実証データ⑫ ➡ p.154
文献17 ➡ p.157

21-補
- FFPE検体から抽出した核酸の純度を示す A_{260}/A_{280} 比は、一般にDNAでは1.7～1.9程度、RNAでは1.9～2.1程度の範囲とされており、低値を示す場合はタンパク質等の混入が考えられ注意を要する。またDNA中にRNAが混入した場合、A_{260}/A_{280} 比はやや高値を示す[文献24]。また他の混入物の確認のため A_{260}/A_{230} 比や A_{220}～A_{320} 間のスキャンニングについても確認をすることが望ましい。

文献24 ➡ p.157

22-補
- 核酸品質確認方法には、ΔCt値をはじめ、**表4**のような指標が知られている。

凡例｜（C）：日常診療において推奨される事項　　（R）：臨床研究等への利用を考慮する場合に推奨される事項　　（N）：回避すべき事項

表4 FFPE検体の核酸品質確認のための主な指標

指標	対象	説明
Ct値/ΔCt値	DNA/RNA	リアルタイムPCR（DNA）もしくはリアルタイムRT-PCR（RNA）法により得られるCt値を用いて核酸品質を評価する方法で、特殊な機器を必要としない簡便な方法である。 DNA品質評価では、異なる長さの2種のアンプリコンサイズ（例：50〜100 bp程度の短鎖アンプリコンと、100〜300 bp程度の長鎖アンプリコン等）から得られるCt値の差（ΔCt値）を指標とする方法が、一般に用いられている。 国内大規模ゲノムスクリーニング研究（SCRUM-Japan/GI-SCREEN試験[文献25]）においては、2,000例を超えるFFPE検体に対し、サーモフィッシャーサイエンティフィック社が開発したΔCt値アッセイが行われ、その有用性が示されている。
DIN	DNA	DIN（DNA Integrity Number）はアジレント・テクノロジー社のAgilent 2200/4200 TapeStationシステムを用いたGenomic DNA ScreenTape assayで測定したデータをgDNAの分解度に応じて1〜10にスコア化された値であり、FFPE検体のDNA品質評価が可能である。
Q-value	DNA	Q-valueは国立がん研究センター中央病院が開発したDNAの品質指標であり[文献26]、リアルタイムPCR法を用いて得た測定値（Ct値）を蛍光法による測定値（dsDNA濃度）で割った値である。 Q-value 0.2以上におけるシーケンス（NCCオンコパネルv2使用時）の成功率は約85%である。
DV_{200}	RNA	DV_{200}はイルミナ社が開発したRNAの品質指標であり、AATI社のFragment Analyzerまたはアジレント・テクノロジー社のAgilent 2100 bioanalyzerを用いて、200ヌクレオチド以上のRNA断片の割合を算出する。 DV_{200}による品質区分は、＞70%の場合はHigh、50〜70%の場合はMedium、30〜50%の場合はLow、＜30%はToo degradedとしており、＜30%のFFPE検体では、RNAシーケンスのライブラリー調製への使用を推奨していない。

文献25, 26 ⇒ p.157

検体取扱いに関する実証データ

実証データ ①

日常診療下で作製されたFFPEブロックの遺伝子パネル検査適用性と核酸品質の施設間差

内 容

- 国内大規模ゲノムスクリーニング研究プロジェクトSCRUM-Japan/GI-SCREEN試験参加20施設から提出された診療時に作製された消化器癌のFFPE検体（生検および手術検体）2,866検体のうち、40症例以上の検体提出を行った施設を対象に解析した。

- FFPE検体をサーモフィッシャーサイエンティフィック社の米国CLIAラボへ送付し、同ラボの手順書に従った検査が実施された。必要に応じてマニュアル・マイクロダイセクションが実施され、DNAおよびRNA抽出後にΔCt値アッセイによる確認が行われた。品質基準を満たした検体を対象に、Ion PGMシステムを用いたターゲットシークエンシング〔Oncomine Cancer Research Panel（OCP; 143遺伝子）およびOncomine Solid Tumour DNA/Fusion Transcript kit（CE-IVD; 26遺伝子）；サーモフィッシャーサイエンティフィック社〕が行われた。

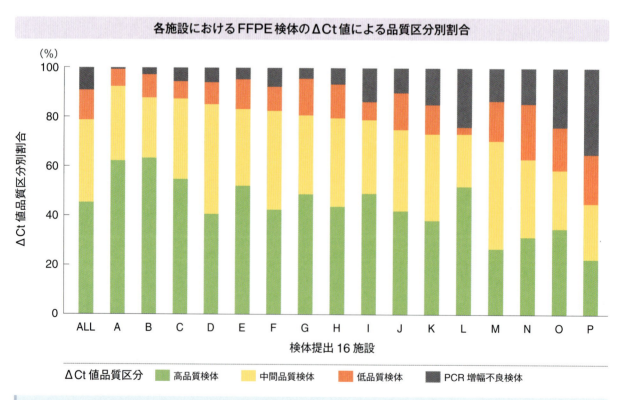

ΔCt値に基づき検体を3つの区分（高品質、中間品質、低品質）に分類し、Ct値が得られなかった検体はPCR増幅不良検体とした。全体（上図：ALL）では高品質検体が45％、中間品質検体が33％、低品質検体またはPCR他増幅不良検体は21％を占めた。40症例以上の検体提出を行った16施設における検体品質の施設間差は顕著だった。

各施設におけるFFPE検体の解析成功割合

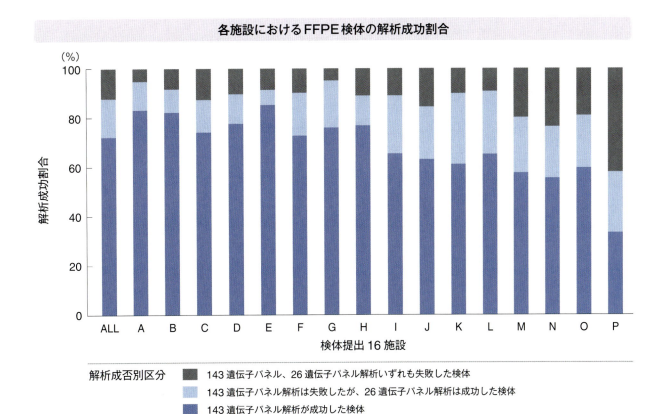

解析成否別区分
- ■ 143遺伝子パネル、26遺伝子パネル解析いずれも失敗した検体
- ■ 143遺伝子パネル解析は失敗したが、26遺伝子パネル解析は成功した検体
- ■ 143遺伝子パネル解析が成功した検体

▶ ΔCt値が得られた検体（高品質、中間品質、低品質）における網羅性の高いパネル（143遺伝子パネル）および小型のパネル（26遺伝子パネル）解析での成否については、前図と同様の結果が得られ、低品質検体またはPCR他増幅不良検体の割合が大きい施設では、両パネルの不成功割合も高かった。この集計においても16施設における施設間差は顕著であった。全体（上図；ALL）では、網羅性の高いパネルが成功した検体は73％、小型のパネルのみが成功した検体が15％、両パネルが不成功となった検体は12％であった。

FFPE検体の品質区分によるシークエンス成功割合

ΔCt値品質区分	OCP (%)	CE-IVD (%)
高品質	89.1	96.9
中間品質	64.5	87.6
低品質	8.9	36.6

- ■ 143遺伝子パネル（OCP）
- ■ 26遺伝子パネル（CE-IVD）

▶ 各品質区分別のシークエンス成功割合では、高品質検体では143遺伝子パネルの成功割合は約89％、26遺伝子パネルでは約97％であった。

検体取扱いに関する実証データ

実証データ ②
日常診療下で作製されたFFPEブロックから得られたDNAの品質

内 容

- TOP-GEARプロジェクト第1期（登録期間：2013年4月～2016年5月）において解析対象となった233症例の多がん種のFFPEがん組織検体について、得られたDNAの品質を検討した。

- 本プロジェクトでは、Q-value（qPCR測定DNA量／蛍光法測定二本鎖DNA量）をFFPE検体由来DNAの品質値として用い、手術検体と生検検体を分けて、評価を行った（他院取り寄せ検体のため未調査を含む）。

FFPE検体におけるQ-value

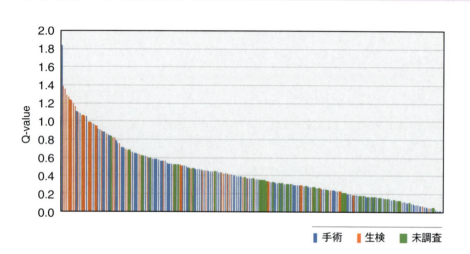
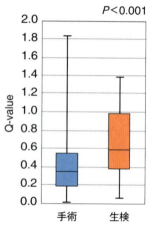

▶ Q-valueは検体ごとに大きく異なる。手術検体より生検検体の方が、品質が良い傾向が見られた。

実証データ ③

日常診療下で作製されたFFPEブロックから得られたDNAの収量

> **内 容**

- TOP-GEARプロジェクトの第1期において解析対象となった233症例の多がん種のFFPE組織検体について、使用した組織体積と得られたDNA収量を調査した。

- 本プロジェクトにおいては、10 μm × 5の薄切からQIAamp DNA FFPE Tissue Kit（キアゲン社）を用いてDNAを抽出した。組織断面積を計測し、その測定値に50 μmをかけて組織体積を計算し、手術検体と生検検体を分けて評価を行った（他院取り寄せ検体のため未調査を含む）。

FFPE検体における単位体積当たりDNA収量

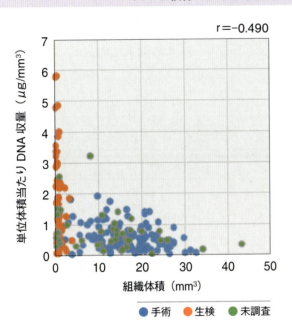
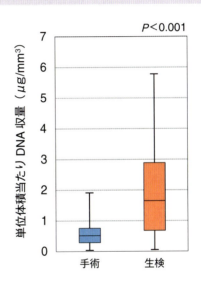

▶ 単位体積当りのDNA収量は検体ごとに大きく異なる。手術検体より生検検体の方が、単位体積当りのDNA収量が高い傾向が見られた。

検体取扱いに関する実証データ

実証データ ④

ホルマリン固定時間延長が検体品質およびNGS用ライブラリー調製に与える影響

内 容

- 単一施設において、切除後のホルマリン固定時間（1、2、3、7および14日）の影響を確認するために精度管理用に作製された大腸癌手術検体を用いて検討した。
- 市販のFFPE組織用DNA抽出キット（キアゲン社）を用いてDNA抽出を行った後に、リアルタイムPCR法を用いたDNA品質の確認を行い、品質基準を満たした検体を対象に、MiSeqシステム（イルミナ社）を用いたアンプリコンシーケンス（TruSeq Amplicon Cancer Panel；イルミナ社）のライブラリー調製を行った。

ホルマリン固定時間延長が検体品質に与える影響

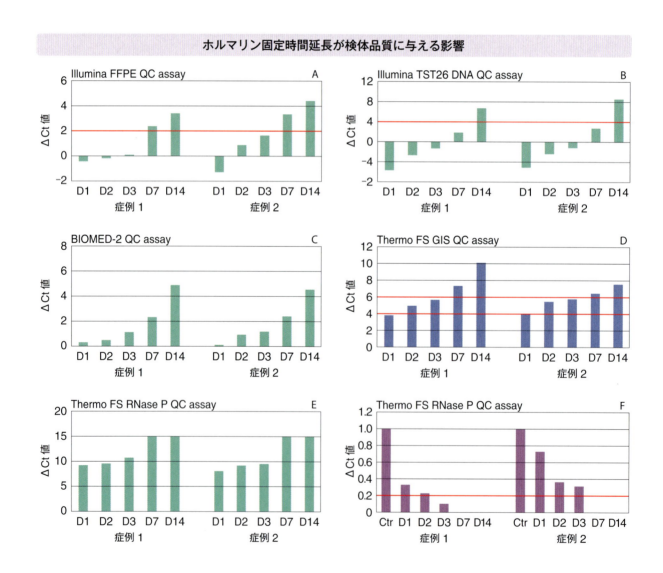

本遺伝子パネルで使用が推奨されているFFPE QC assay（イルミナ社）を用いたΔCt値測定による品質確認では、7日および14日固定検体は基準を満たさなかった（**A**；赤線はカットオフ）。他のアッセイにおいても同様の結果が得られた（**B〜F**）。

前述のGI-SCREEN試験では、特定のハウスキーピング遺伝子のアンプリコンサイズの異なるプライマーセットを用いたアッセイにより、3つに区分化（高品質、中間品質、低品質）されている（**D**）。この検討では、FFPEブロック作製後3年の検体を使用しているが、固定2日間のものではΔCt値は品質区分が中間品質となっている。RNase P遺伝子のアンプリコンサイズの異なるプライマーセットを用いたアッセイでは、通常のΔCt値測定ではなく（**E**）、検量線を利用した指標が推奨されている（**F**）。

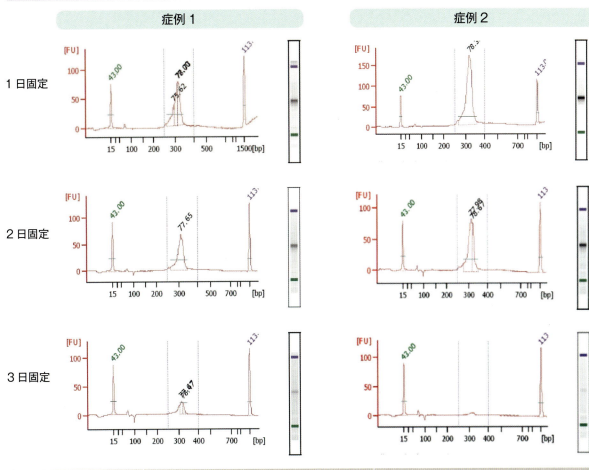

ホルマリン固定時間延長がNGS用ライブラリー調製に与える影響

ライブラリー QC	症例1					症例2				
	D1	D2	D3	D7	D14	D1	D2	D3	D7	D14
Average size [bp]	309	311	311	320	321	315	312	318	312	316
Size distribution [%]	4.7	8.3	9.1	13.4	13.4	6.2	7.3	10.9	12.4	13.6
Concentration [ng/uL]	11.1	9.0	3.9	0.8	1.1	25.7	12.1	1.1	0.5	0.6

150 ngのDNAを用いてライブラリー調製し、2100 bioanalyzer（アジレント・テクノロジー社）を用いて、ライブラリーQCの確認を行った。FFPE QC assay（イルミナ社）によるΔCt値測定の品質確認で検体QCの基準に満たなかった7日固定および14日固定検体では、ピークが観察されなかった。1日、2日、3日固定検体では、すべての検体においてピークが確認されシークエンス結果が得られたが、症例2の3日固定検体のピークは微小であった。

検体取扱いに関する実証データ

実証データ ⑤

ホルマリン固定時間延長による塩基置換アーティファクト生成への影響

内 容

- TruSeq Amplicon Cancer Panel（イルミナ社）を用いたアンプリコンシークエンスによる解析を、1、2および3日間固定した2症例の大腸癌手術検体を用いて検討した。

実証データ④ ➡ p.142

- サンプル調製に関する詳細は［実証データ④］を参照。

ホルマリン固定時間延長による塩基置換アーティファクト生成への影響

A：全変異頻度（症例1、症例2）
縦軸：塩基置換数／シークエンス領域総塩基数（35kb）
横軸：INS, DEL, A>C, A>G, A>T, C>A, C>G, C>T, G>A, G>C, G>T, T>A, T>C, T>G
凡例：1日固定、2日固定、3日固定

B：変異頻度 0.1% 以下のみ（症例1、症例2）
縦軸：塩基置換数／シークエンス領域総塩基数（35kb）
横軸：INS, DEL, A>C, A>G, A>T, C>A, C>G, C>T, G>A, G>C, G>T, T>A, T>C, T>G
凡例：1日固定、2日固定、3日固定

ΔCt値等を指標にDNA品質を検討したところ、7日固定および14日固定検体は当該遺伝子パネル使用上の品質基準を満たさず、またライブラリー作製が不成功となったため、本検討では1日、2日および3日固定検体のみを用いた。

得られたシークエンスデータの解析を行ったところ、固定1〜3日の間で、総リード数、リード深度に大きな偏りは認められなかった。

本遺伝子パネルのシーケンス領域の総塩基数（35kb）における各タイプの塩基変化数を解析したところ、C＞T置換をはじめ、A＞G置換、A＞T置換等の塩基変化数の増加が、ホルマリン固定3日目から急速に顕著になった（**A**）。固定によるアーティファクト変化である可能性が高いと判断される変異頻度が0.1％以下のものに絞り、再解析を行ったところ、塩基変化数は全塩基変化数（**A**）と近似した数となった（**B**）。

検体取扱いに関する実証データ

実証データ⑥
ホルマリン固定時間延長による総リード数への影響

内 容

- 2種の小型遺伝子パネル〔GeneRead QIAact Actionable Insights Tumor Panel（12遺伝子）［AIT12］；キアゲン社およびTruSight Tumor 15 Kit（15遺伝子）［TST15］；イルミナ社〕を用いたアンプリコンシークエンスによる解析を、1日、3日および7日固定を施した4検体〔大腸癌2例、肺癌1例、胃消化管間質腫瘍（GIST）1例〕を用いて検討した。

- TST15についてはリアルタイムPCR法を用いたDNA品質の確認を行い、品質基準を満たしていることを確認し、解析を行った（[実証データ④]-検体QCチェックデータB）。

実証データ④ ➡ p.142

- AIT12を用いた遺伝子変異パネル解析では40 ngのdsDNAを用いてライブラリー作製を行い、ライブラリーQCを行った後に、GeneReader NGSシステム（キアゲン社）で解析を行った。

- TST15を用いた遺伝子変異パネル解析では20 ngのdsDNAを用いてライブラリー作製を行い、ライブラリーQCを行った後に、MiSeqシステム（イルミナ社）で解析を行った。

ホルマリン固定時間延長が総リード数に与える影響

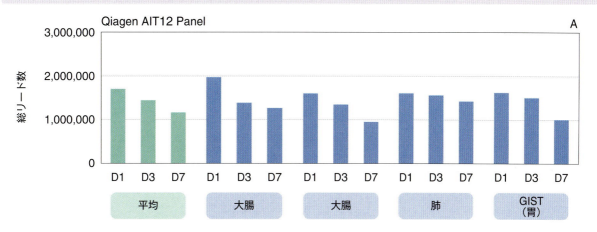

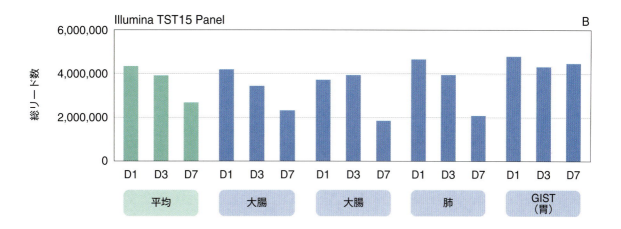

> いずれの小型遺伝子パネルにおいても、1～7日固定検体での解析が可能であり、核酸品質が低いFFPE検体に対して特に有用であることが推察された。一方、総リード数は、ホルマリン固定時間が延長するに従い、減少した。なお、固定時間延長に伴う総リード数の減少は、使用する遺伝子パネルによってその影響の度合いは異なる。

検体取扱いに関する実証データ

実証データ ⑦

ホルマリン固定時間がマイクロアレイ測定へ与える影響

内 容

- 乳癌再発予後予測検査で使用されているマイクロアレイ法〔GeneChip Human Genome U133 + 2.0 array; アフィメトリクス社（現サーモフィッシャーサイエンティフィック社）〕における固定の影響を検討するため、1、2、3、7および14日固定を施した乳癌検体（11例）を用いて検討した。

- 各検体から抽出されたRNA 100 ngを用いてcDNAの合成を行い、その収量確認を行った後に、マイクロアレイへのハイブリダイゼーションおよび蛍光強度の検出を実施した。

ホルマリン固定日数によるcDNA収量、SF値、％P値

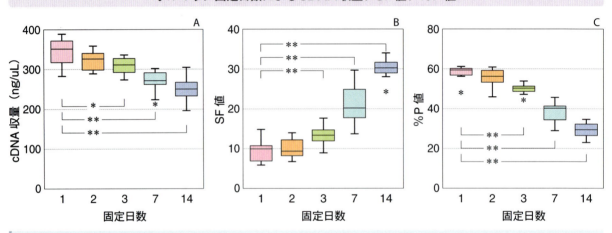

▶ 逆転写反応後のcDNAの収量、マイクロアレイのQC項目であるSF値[※1]および％P値[※2]について検討を行ったところ、いずれの項目においても、3日固定以降有意な変化が認められた（＊：p<0.05、＊＊：p<0.01）。

※1 全プローブ発現量の平均蛍光強度を反映する値であり、平均蛍光強度を一定の値まで補正するための係数で示される。高値はアレイが暗いことを意味し、サンプル品質や手順等に問題があり、適切に測定できていないことを表す。

※2 全プローブのうち発現しているプローブの割合であり、一定割合以下の場合は適切に測定できていない可能性が高く、マイクロアレイデータの信頼性が低いことを表す。

ホルマリン固定時間延長がマイクロアレイ測定プローブ発現量に与える影響

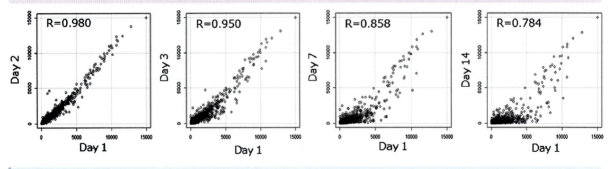

▶ マイクロアレイ全体のプローブ発現量に与える影響について、固定時間1日を対照とした相関解析を実施したところ、固定時間延長に伴い相関係数が低下し、特に発現量の低いプローブの相関が著しく低下した。

実証データ ⑧

FFPEブロック保管期間がDNA品質に与える影響

内容

- GI-SCREEN試験参加20施設から提出された診療時に作製された消化器癌のFFPE検体（生検および手術検体）のうちパネル解析が実施された2,668検体を対象に調査した。

- サンプル調製の詳細は［実証データ①］を参照。　　　… 実証データ① → p.138

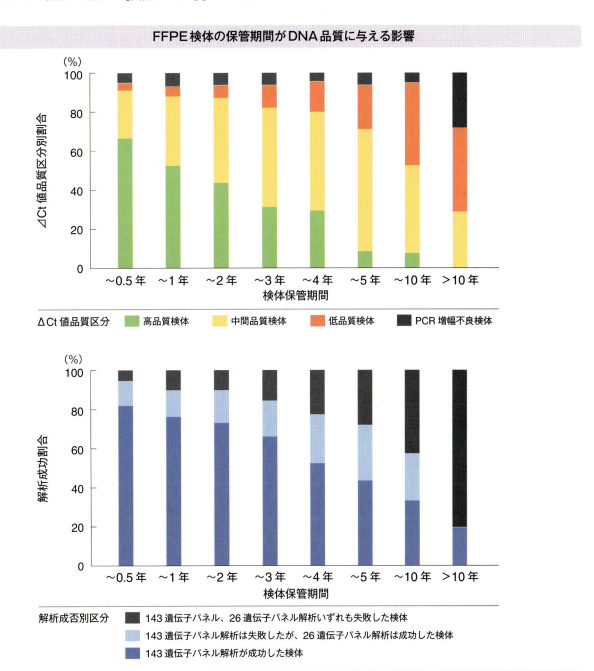

▶ 高品質検体の割合は、経年的に低下する一方、低品質検体の割合は増加した（上図）。また解析の成否についても同様の傾向が認められた（下図）。

検体取扱いに関する実証データ

実証データ ⑨

FFPEブロック保管期間がDNA品質に与える影響

内　容

- TOP-GEARプロジェクト第1期前半において実際にNCCオンコパネル解析を行った131症例のFFPEがん組織検体について、パラフィンブロックの保管期間の影響を検討した。

- これらの情報が得られた検体について、一次PCR収量およびQ-valueと比較した。一次PCR収量については、SureSelect XT Reagents（アジレント・テクノロジー社）単独でNGSライブラリーを調製した検体に限定した。

FFPE検体の保管期間がDNA品質に与える影響

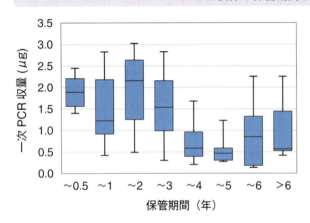
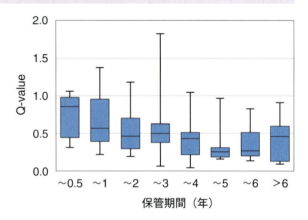

▶ FFPE検体由来DNAの一次PCR収量およびQ-valueは、パラフィンブロックの保管期間と一定の相関を示した。FFPE検体の長期保管が、DNAの品質不良を引き起こすと考えられた。

実証データ ⑩

FFPEブロック保管期間がRNA品質（総リード数）に与える影響

内 容

- 非小細胞肺癌169症例のFFPE組織検体から抽出したRNAを用いて検討した。使用したFFPEブロックの作製年は、100検体が2007年、49検体が2012年、20検体が2013年であった。

- 半導体シークエンサー Ion PGM システムを用いて、Ion AmpliSeq RNA Fusion Lung Cancer Research Panel（サーモフィッシャーサイエンティフィック社）でのアンプリコンシークエンシングを行った（測定解析は2014年に実施）。

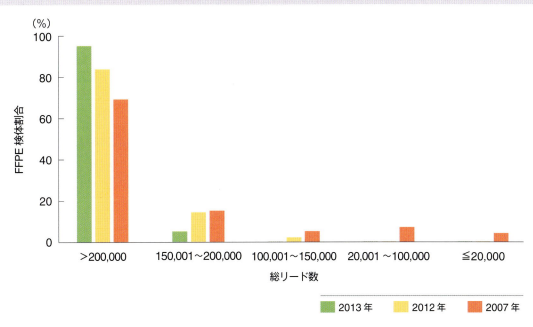

FFPE検体の保管期間がRNA品質に与える影響

本融合遺伝子解析パネルにおける総リード数の中央値は、2013年作製のブロックでは288,838（最小値157,085～最大値431,332）、2012年作製ブロックでは257,516（最小値149,998～最大値435,890）、2007年作製ブロックでは282,887（最小値4,987～最大値562,580）であった。

169検体のうち、総リード数が20,000以下となり評価困難と判断された4例はすべて2007年作製ブロックであった。2007年作製ブロックは、2012年や2013年に比べて取得リード数の低下が認められ、経年劣化の影響が考えられた。

検体取扱いに関する実証データ

実証データ ⑪

FFPEブロック保管期間がDNAおよびRNA品質（総リード数）に与える影響

内容

- 非小細胞肺癌110症例のFFPE検体からDNAおよびRNAを抽出した。DNAおよびRNAは、PicoGreen dsDNA定量試薬およびPicoGreen RNA定量試薬（サーモフィッシャーサイエンティフィック社）を用いて定量した。アンプリコンシークエンスでの遺伝子変異解析および融合遺伝子解析には、DNA、RNAともに最大10 ngを使用した。

- Ion PGMシステムを用いて、DNAよりIon AmpliSeq Colon and Lung Cancer Panel、RNAよりIon AmpliSeq RNA Fusion Lung Cancer Research Panel（サーモフィッシャーサイエンティフィック社）でのアンプリコンシークエンスを行った（測定解析は2014年〜2015年に実施）。

FFPE検体の保管期間がDNAおよびRNA品質に与える影響

> DNAを用いた遺伝子変異パネル解析では、総リード数の中央値は412,715であった。110検体のうち、5検体で総リード数が50,000以下となり、また1検体で十分な総リード数が得られたものの、C>T置換数が35と高い値を示し、解析困難と判定された（A、B）。
>
> RNAを用いた融合遺伝子パネル解析では、総リード数の中央値256,836であった。110検体のうち、4検体で総リード数が20,000以下となり、解析困難と判定された（C）。

FFPE検体の保管期間による解析成功割合

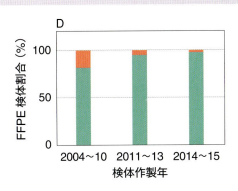
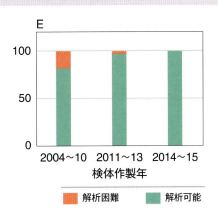

DNAを用いた遺伝子変異パネル解析において、解析実施年から4年以上経過（2004～2010年に作製）したFFPE検体では解析成功率は81.8%（n=11）、3年以内（2011～2013年に作製）の検体では94.8%（n=58）、解析実施年（2014～2015年に作製）の検体では97.6%（n=41）であった（**D**）。

RNAを用いた融合遺伝子パネル解析において、解析実施年から4年以上経過（2004～2010年に作製）したFFPE検体では解析成功率は81.8%（n=11）、3年以内（2011～2013年に作製）の検体では96.6%（n=58）、解析実施年（2014～2015年に作製）の検体では100%（n=41）であった（**E**）。

検体取扱いに関する実証データ

実証データ ⑫

FFPEブロックの保管期間延長による塩基置換アーティファクトの生成とUNG処理によるアーティファクトの除去効果

内 容

- 1日および3日固定を施した2症例の大腸癌手術検体を対象にTruSeq Amplicon Cancer Panel（イルミナ社）を用いたアンプリコンシークエンスによる解析を実施した。解析は2014年（FFPEブロック作製直後）および2017年（作製3年後）の2回実施した。

- 2017年に実施した解析では、UNG処理の効果を確認するため、3日固定検体を用いて、2種の核酸抽出キット（QIAamp DNA FFPE Tissue Kit［処理なし］およびGeneRead DNA FFPE Kit［処理あり］；キアゲン社）を用いた比較検討を行った。

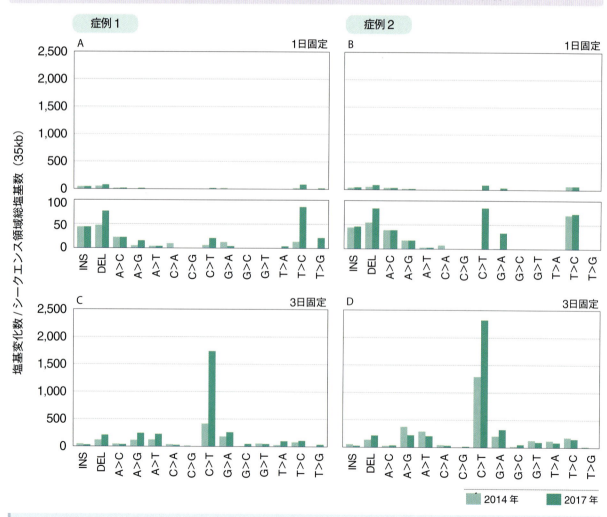

FFPE検体の保管期間延長による塩基置換アーティファクト生成への影響

▶ 1日および3日固定検体ともに、長期保管期間により、各塩基変化アーティファクトが増加し、特にC>T置換では顕著であった（A、Bの下図は、上図の拡大）。長期保管期間により増加した塩基変化数は、保管当初の塩基変化数に比例していた。

FFPE 検体の UNG 処理による塩基置換アーティファクトの除去効果

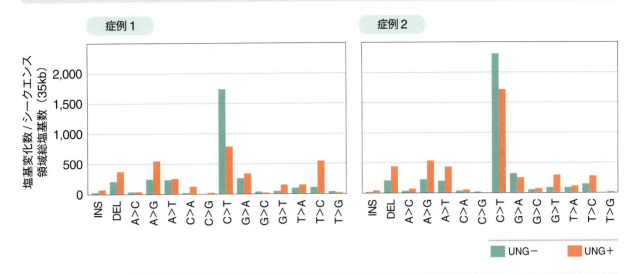

> UNG 処理の有無のキット間比較においては、処理なし（UNG−）に比べ、処理あり（UNG＋）の検体で、C>T 置換塩基数が低減した。一方、T>C 置換等一部の置換種では置換塩基数が増加した。総リード数および平均リード深度は、UNG＋で 8 倍以上高くなったことから、すでに報告されているように UNG 処理により、DNA 品質の改善が期待されるが、効果が一様ではないことから、実施にあたっては事前検討により効果の程度を確認し、UNG 処理の要否を判断することが望ましい。

文 献

1) 「次世代シークエンサー等を用いた遺伝子パネル検査に基づくがん診療ガイダンス（第1.0版）」（日本臨床腫瘍学会，日本癌治療学会，日本癌学会合同・次世代シークエンサー等を用いた遺伝子パネル検査に基づくがん診療ガイダンス作成ワーキンググループ／著），2017

2) Hammond ME, Hayes DF, Dowsett M, et al. : American Society of Clinical Oncology/College of American Pathologists guideline recommendations for immunohistochemical testing of estrogen and progesterone receptors in breast cancer. J Clin Oncol, 28 : 2784-2795, 2010

3) Khoury T, Sait S, Hwang H, et al. : Delay to formalin fixation effect on breast biomarkers. Mod Pathol, 22 : 1457-1467, 2009

4) Srinivasan M, Sedmak D & Jewell S : Effect of fixatives and tissue processing on the content and integrity of nucleic acids. Am J Pathol, 161 : 1961-1971, 2002

5) 平成28年度日本医療研究開発機構（AMED）調整費研究事業「オミックス研究用生体試料の取扱いに関する報告書（2017年8月1日版）」, 2017

6) 平成27年度厚生労働科学研究費補助金「先端的がん医療実施のための地域完結型病理診断および臨床・病理連携ネットワークの構築に関する研究－分担研究報告書」, 2016

7) Sato M, Kojima M, Nagatsuma AK, et al. : Optimal fixation for total preanalytic phase evaluation in pathology laboratories: a comprehensive study including immunohistochemistry, DNA, and mRNA assays. Pathol Int, 64 : 209-216, 2014

8) 「胃癌・乳癌HER2病理診断ガイドライン（第1版）」（日本病理学会／編），金原出版, 2015

9) Wolff AC, Hammond ME, Hicks DG, et al. : Recommendations for human epidermal growth factor receptor 2 testing in breast cancer: American Society of Clinical Oncology/College of American Pathologists clinical practice guideline update. J Clin Oncol, 31 : 3997-4013, 2013

10) 「肺癌患者におけるEGFR遺伝子変異検査の手引き（第3.05版）」（日本肺癌学会バイオマーカー委員会／著），2016

11) 「肺癌患者におけるALK融合遺伝子検査の手引き（第2.1版）」（日本肺癌学会バイオマーカー委員会／著），2015

12) Lindeman NI, Cagle PT, Beasley MB, et al. : Molecular testing guideline for selection of lung cancer patients for EGFR and ALK tyrosine kinase inhibitors: guideline from the College of American Pathologists, International Association for the Study of Lung Cancer, and Association for Molecular Pathology. J Thorac Oncol, 8 : 823-859, 2013

13) 「肺癌患者におけるROS1融合遺伝子検査の手引き（第1.0版）」（日本肺癌学会バイオマーカー委員会／著），2017

14) 「肺癌患者におけるPD-L1検査の手引き（第1.0版）」（日本肺癌学会バイオマーカー委員会／著），2017

15) 「大腸がん診療における遺伝子関連検査のガイダンス（第3版）」（日本臨床腫瘍学会／編），2016

16) Williams C, Pontén F, Moberg C, et al. : A high frequency of sequence alterations is due to formalin fixation of archival specimens. Am J Pathol, 155 : 1467-1471, 1999

17) Do H & Dobrovic A. : Sequence artifacts in DNA from formalin-fixed tissues: causes and strategies for minimization. Clin Chem, 61 : 64-71, 2015

18) von Ahlfen, Missel A, Bendrat K, et al. : Determinants of RNA quality from FFPE samples. PLoS One, 2 : e1261, 2007

19) Cree IA, Deans Z, Ligtenberg MJ, et al. : Guidance for laboratories performing molecular pathology for cancer patients. J Clin Pathol, 67 : 923-931, 2014

20) Jennings LJ, Arcila ME, Corless C, et al. : Guidelines for Validation of Next-Generation Sequencing-Based Oncology Panels : A Joint Consensus Recommendation of the Association for Molecular Pathology and College of American Pathologists. J Mol Diagn, 19 : 341-365, 2017

21) Chen H, Luthra R, Goswami RS, et al. : Analysis of Pre-Analytic Factors Affecting the Success of Clinical Next-Generation Sequencing of Solid Organ Malignancies. Cancers, 7 : 1699-1715, 2015

22) New York State Department of Health : Updated and Revised. "Next Generation" Sequencing (NGS) guidelines for somatic genetic variant detection. 2016

23) Janecka A, Adamczyk A & Gasińska A. : Comparison of eight commercially available kits for DNA extraction from formalin-fixed paraffin-embedded tissues. Anal Biochem, 476 : 8-10, 2015

24) Simbolo M, Gottardi M, Corbo V, et al. : DNA Qualification Workflow for Next Generation Sequencing of Histopathological Samples. PLoS ONE, 8 : e62692, 2013

25) Yoishino T. : SCRUM-Japan GI-SCREEN: The nationwide cancer genome screening projects for gastrointestinal cancer in Japan. Annals of Oncology, 26 (Suppl 7) : vii5, 2015

26) Tanabe Y, Ichikawa H, Kohno T, et al. : Comprehensive screening of target molecules by next-generation sequencing in patients with malignant solid tumors: guiding entry into phase I clinical trials. Mol Cancer, 15 : 73, 2016

補遺

補遺 1
病理部門におけるFFPE検体の作製と分子診断・ゲノム診断での使用の流れ

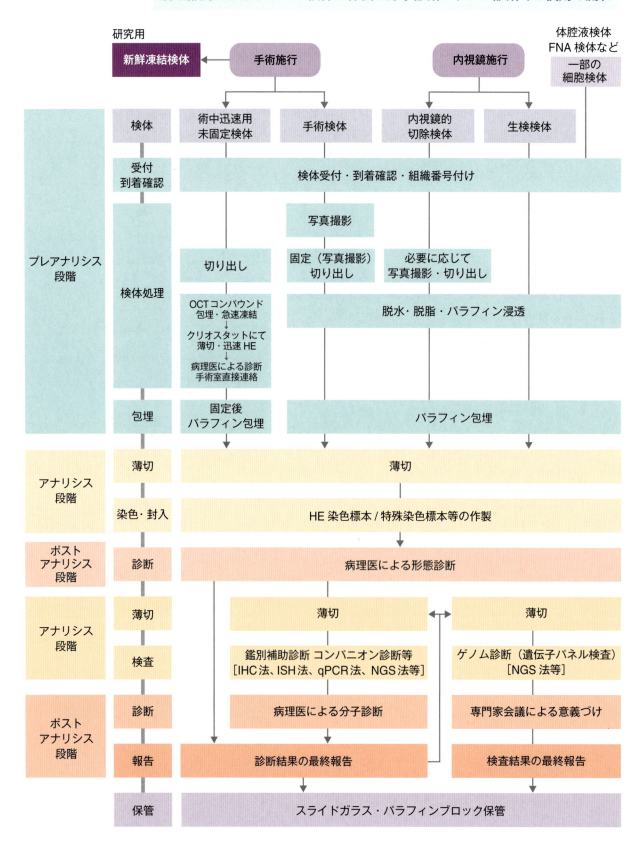

補遺 2

ゲノム診断利用のためのHE染色標本のマーキング例

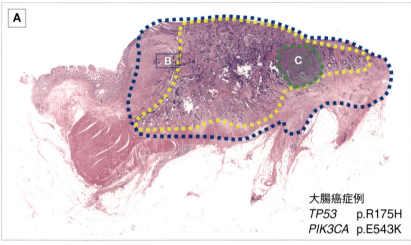

大腸癌症例
TP53　　p.R175H
PIK3CA　p.E543K

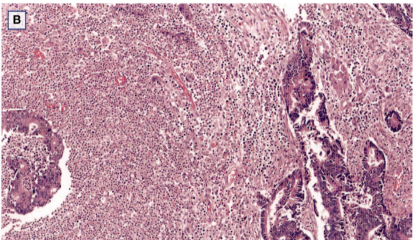

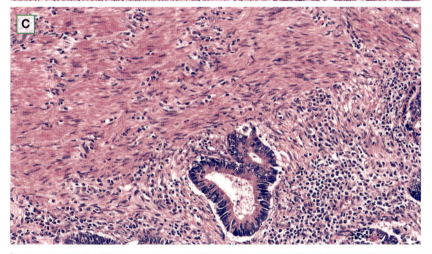

(**A**) 大腸癌標本の全体像。▪▪▪：腫瘍細胞が広がっている範囲。▪▪▪：ゲノム診断に用いる範囲。▪▪▪：一部トリミングが望ましい範囲。

(**B**) 腫瘍細胞塊がみられるものの好中球が多数存在するため使用は避ける。

(**C**) 腫瘍細胞がみられるものの、形質細胞や筋層等非腫瘍細胞が多く存在することからトリミングが可能であれば使用は避ける。

「ゲノム研究用病理組織検体取扱い規程」
　2016年3月1日　　　初版発行
　2016年4月10日　　初版第2刷発行

「ゲノム研究用病理組織検体取扱い規定」は、国立研究開発法人日本医療研究開発機構オーダーメイド医療の実現プログラム「ゲノム研究用試料に関する病理組織検体取扱規定の策定及び病理組織取扱いに関する実証研究」により策定する。

「ゲノム研究用病理組織検体取扱い規程」は、ホームページにも掲載しております。
http://pathology.or.jp/genome/index.html

「ゲノム診療用病理組織検体取扱い規程」
　2018年3月1日　　　初版発行

「ゲノム診療用病理組織検体取扱い規程」の冊子版の配布および英語版の公開は、国立研究開発法人日本医療研究開発機構（AMED）委託事業「産学連携全国がんゲノムスクリーニング事業 SCRUM-Japan で組織した遺伝子スクリーニング基盤を利用した、多施設多職種専門家から構成された Expert Panel による全国共通遺伝子解析・診断システムの構築および研修プログラムの開発」平成29年度調整費によるグラントサポートを受け、行われたものである。

「ゲノム診療用病理組織検体取扱い規程」は、ホームページにも掲載しております。
http://pathology.or.jp/genome_med/index.html

本書は、「ゲノム研究用病理組織検体取扱い規程」と「ゲノム診療用病理組織検体取扱い規程」を合本し加筆・修正したものです。

ゲノム研究用・診療用病理組織検体取扱い規程

2019年3月5日　第1刷発行	編　集　一般社団法人 日本病理学会
	発行人　一戸裕子
	発行所　株式会社 羊　土　社
	〒101-0052
	東京都千代田区神田小川町2-5-1
	TEL　03（5282）1211
	FAX　03（5282）1212
©一般社団法人日本病理学会, 2019	E-mail　eigyo@yodosha.co.jp
Printed in Japan	URL　www.yodosha.co.jp/
ISBN978-4-7581-1846-0	印刷所　日経印刷株式会社

本書の複写にかかる複製，上映，譲渡，公衆送信（送信可能化を含む）の各権利は（株）羊土社が管理の委託を受けています．
本書を無断で複製する行為（コピー，スキャン，デジタルデータ化など）は，著作権法上での限られた例外（「私的使用のための複製」など）を除き禁じられています．研究活動，診療を含み業務上使用する目的で上記の行為を行うことは大学，病院，企業などにおける内部的な利用であっても，私的使用には該当せず，違法です．また私的使用のためであっても，代行業者等の第三者に依頼して上記の行為を行うことは違法となります．

JCOPY ＜（社）出版者著作権管理機構 委託出版物＞
本書の無断複写は著作権法上での例外を除き禁じられています．複写される場合は，そのつど事前に，（社）出版者著作権管理機構（TEL 03-5244-5088, FAX 03-5244-5089, e-mail：info@jcopy.or.jp）の許諾を得てください．